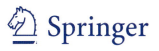

高分辨率与
高清晰度肛门直肠测压

High Resolution and High Definition
Anorectal Manometry

[意]马西莫·贝利尼　　主编
Massimo Bellini

郭修田　王振宜　郑　德　梁宏涛　　主译

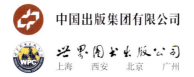

中国出版集团有限公司

世界图书出版公司
上海　西安　北京　广州

图书在版编目（CIP）数据

高分辨率与高清晰度肛门直肠测压 /（意）马西莫·
贝利尼主编；郭修田等译. -- 上海：上海世界图书出
版公司，2025.4. -- ISBN 978-7-5232-1939-3

Ⅰ. R657.102

中国国家版本馆 CIP 数据核字第 2025PS7195 号

书　　名	高分辨率与高清晰度肛门直肠测压
	Gao Fenbianlü yu Gao Qingxidu Gangmen Zhichang Ceya
主　　编	[意] 马西莫·贝利尼
主　　译	郭修田　王振宜　郑　德　梁宏涛
出 版 人	唐丽芳
责任编辑	陈寅莹
出版发行	上海世界图书出版公司
地　　址	上海市广中路 88 号 9–10 楼
邮　　编	200083
网　　址	http://www.wpcsh.com
经　　销	新华书店
印　　刷	上海景条印刷有限公司
开　　本	787mm × 1092mm　1/16
印　　张	9.25
字　　数	160 千字
印　　数	1–1200
版　　次	2025 年 4 月第 1 版　　2025 年 4 月第 1 次印刷
版权登记	图字 09–2024–0898 号
书　　号	ISBN 978-7-5232-1939-3/R·765
定　　价	168.00 元

译者名单

主　译

郭修田　王振宜　郑　德　梁宏涛

译　者（以姓名拼音为序）

曹巍巍　陈　龑　陈楚辞　陈凯迪　陈兴华
丁旭枫　胡　婕　黄　李　姜东萍　金文琪
晋祺媛　李　鹏　李小嘉　李轶琨　刘　悦
马钰婷　梅苹苹　邵禹嘉　申　颖　唐海明
王若琳　邱小京　张鑫麟　周蒙恩　朱　影
朱丽娟　朱煜璋

原版前言

该书全面介绍了高分辨率和高清晰度肛门直肠测压术（HRAM/HDAM），展示了这些技术在临床实践中被更广泛应用的益处，同时也指出了它们的局限性。尽管这些技术为肛门直肠功能提供了新的见解，并为许多排便障碍的病理生理机制提供了新的视角，但仍需明确它们的使用相比传统测压术是否在临床管理上具有更有益的效果。在食管高分辨率测压术（HRM）的临床普及方面还有很长的路要走，该技术已成为研究食管运动功能的金标准。许多胃肠病学专家和外科医生都认为，为了推荐 HRAM 和 HDAM 替代传统肛门直肠测压术，还需要进行更多的研究。

该书的第一部分（第一章至第三章）介绍了肛门直肠的解剖学和病理生理学，并强调了传统肛门直肠测压术的适应证和局限性。第二部分（第四章至第六章）则着重于高分辨率测压术的一般概念，以及传统肛门直肠测压术与 HRAM/HDAM 之间的区别，包括技术方面和设备方面的不同。第三部分（第七章与第八章）介绍了如何执行、分析和解读 HRAM 和 HDAM 记录，并描述了参数研究方案、正常值以及如何制定特定诊断。最后，第四部分（第九章与第十章）包含了一系列正常和病理图像，以及最常用的术语词汇表。该书由肛门直肠测压术和排便障碍领域的专家撰写，对处理这些病症的专家和住院医生具有吸引力。

感谢所有作者，他们以热情、才智和耐心分享了自己的知识和经验，撰写了一本对所有希望了解这项新技术或提高自己知识的人都有用的书。

马西莫·贝利尼
写于意大利比萨

目录

肛门直肠功能性解剖

1

菲利波·普契亚尼

了解肛门直肠功能性解剖是为了理解排便障碍的病理生理学，以及肛门直肠测压所提供的仪器数据的基础概念。为了有序地展示内容并促进解剖学概念的理解，本课题将被划分为肛管功能解剖学、直肠功能解剖学和盆底功能解剖学三个部分。骨骼、神经、动脉、静脉和淋巴系统的解剖描述将被省略，因为它们与功能性排泄解剖学无直接关联，将在与内脏结构的特定功能性活动相关的章节进行描述。

1.1　肛管功能性解剖

肛门区域被划分为肛管、肛周区域和皮肤三个部分。肛管是消化道的末端部分，完全位于盆底水平以下的会阴区域内，通常被定义为解剖学肛管或外科学肛管（图 1−1）。解剖学肛管，位于肛缘和齿状线之间。其黏膜层由分层的非角化鳞状上皮覆盖，呈现出光滑的外观。大量的神经支配着各种特定的感觉神经末梢：迈斯纳小体记录触觉，克劳斯终球对热刺激敏感，高尔基—马佐尼小体和帕西尼小体能对张力和压力变化做出反应，以及对摩擦做出反应的生殖器小体[2]。此外，在上皮内存在对疼痛敏感的大直径游离神经末梢[2]。

解剖学肛管长 2.5～3 cm。外科学肛管较长，为 4～4.5 cm，位于肛缘和 Morgagni 直肠柱的顶点之间：它对应肛管中存在的高静压区功能的长度，代表了在括约肌保留手术中需要保留的部分。齿状线以上的上皮层与直肠黏膜的腺上皮相似，由柱状细胞、隐窝细胞和杯状细胞组成。它对疼痛相对不敏感，

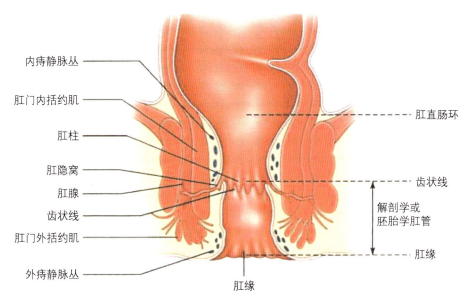

内痔静脉丛

肛门内括约肌

肛柱

肛隐窝

肛腺

齿状线

肛门外括约肌

外痔静脉丛

肛缘

肛直肠环

齿状线

解剖学或
胚胎学肛管

肛缘

图 1-1　Rectum and anal canal. From Zutshi [1]

并且在人类直肠的组织学检查中未检测到特定的感觉受体 [2,3]。

　　肛管的黏膜下层包含痔组织，这些组织排列在整个肛管上（360°），但也分别在左外侧位置（截石位 3 点钟方向）、右前位置（截石位 7 点钟方向）和右后方位置（截石位 11 点钟方向）聚集成 3 个肛垫。这种空间排列有助于密封肛管腔，并决定 5%～10% 的肛门静息压力（ARP）。痔组织通过 Treitz 肌固定在内括约肌上：这种支撑的结缔组织发生破坏性变化是痔脱垂的首要条件。

　　当直肠穿过盆膈时，肛提肌的耻骨直肠部分与直肠的纵向肌层融合，并与外括约肌的最深层一起形成一个突出的纤维肌环，被称为肛管直肠环 [4]。肛管从肛管直肠环开始向下后方延伸，与直肠末端形成肛直角［肛门直肠角（anorectal angle, ARA），大约 90°］。

　　外科学肛管由黏膜、黏膜下层和肌肉结构组成，包括内括约肌（IAS）、外括约肌（EAS）、联合纵肌和肛提肌的耻骨直肠肌部分。

1.1.1　内括约肌（IAS）

　　IAS 是直肠环状平滑肌的延续 [3]。其上界由肛提肌的耻骨直肠部分包绕，远端被外括约肌的浅层肌肉（肛门尾骨韧带的延伸）包绕，随后被皮下的外横纹肛门括约肌包绕。MRI 影像学检查显示，IAS 长度约为 3 cm，通过紧张性收缩持续闭合[5]。Uz 等人进行的一项解剖学研究表明，IAS 由一层层堆叠的平滑肌束组成，观察到的肌束数量为 26.33 ± 2.93（范围 20～30），每层都有自己的筋膜覆盖。平滑肌纤维和筋膜在肛管周围 3 个等距点融合，形成 3 个向远端延伸至管腔的柱状结构。在静息状态下，环形柱状结构呈水平叶状的空间组织结构，在关闭肛管中起重要作用，有助于肛门控制。在排便过程中，3 个柱状结构被拉向周围连接的纵向肌肉纤维带，环状结构变成垂直状态，打开肛管，允许粪便向远端通过。如上所述，IAS 对维持高肛门压力（ARP 的 70%）和大便失禁具有重要作用。肛门内括约肌张力产生的机制还存在争议。最近提出的假设认为，肛门张力取决于在 Cajal 的肌间质细胞（ICC-IM）中由 Ca^{2+} 激活的 Cl^{-} 通道和电压依赖性 L 型 Ca^{2+} 通道激活而产生的电缓慢波[7]。相反，IAS 收缩活动的抑制（直肠肛门抑制反射，RAIR）将被非胆碱能非肾上腺素能神经末梢释放的一氧化氮（NO）激活。IAS 从盆腔神经丛发出，并提供内括约肌的自主神经反应。它们沿着肛提肌的内表面在血管神经束内行进，向前侧到直肠，穿透直肠纵向肌层，在肛门直肠交界处与耻骨尾骨肌融合形成联合纵肌，并进入括约肌间沟到达 IAS[8]。此种对解剖位置的辨别和精确描述为保留神经的直肠切除手术提供了依据，并有助于预防由于内括约肌神经损伤而导致的术后功能性肛门直肠功能紊乱。在全直肠系膜切除的前部直肠切除中，应尽可能在直肠的末端，耻骨尾骨肌和纵向直肠肌的结合处的近端切断直肠。相反，在括约肌间切除术中保存这些神经通常是不可能的，因为它们的穿透区域是切除的一部分[8]。

1.1.2　联合纵向肌

联合纵肌起源于耻骨直肠肌的横纹肌纤维与直肠纵肌的平滑肌纤维的融合，位于肛门内括约肌与肛门外括约肌之间的括约肌间隙，并最终融合成束，锚定在肛周皮下组织中[9]。该肌肉的运动轨迹表明，其收缩会引起肛门的皱状。因此，该肌肉也被称为"肛门皱襞肌"，但其功能很可能是在排便过程中通过外翻肛门来辅助排便。也有假设认为，联合纵肌可以通过影响肛门静息压力参与排便，但其在这一功能中的具体作用尚不清楚。

1.1.3 外括约肌（EAS）

EAS 是一种受自主控制的圆柱形横纹肌，主要由慢肌纤维组成：它能够进行长时间的收缩，但随着年龄的增长，会向 II 型（快速）纤维转变[10]。EAS 构成肛门括约肌的下外侧，并包绕括约肌间隙。外括约肌比内括约肌更长更宽，外括约肌远端边缘通常离内括约肌远端至少 1 cm。在这两条边缘之间，触摸肛门边缘的括约肌间沟相对简单。与性别相关的差异包括女性的外侧和前部外括约肌明显短于男性[11]。外括约肌通常被描述为由 3 个部分组成：皮下部、浅部和深部[3]，三者协同作用。皮下部包含在肛周皮下组织中，与外痔丛相接，并被联合纵肌纤维穿过。浅部构成了肌肉的主体，起源于一条狭窄的腱带，即肛尾韧带，它从尾骨尖延伸到肛门的后缘；形成了 2 个扁平的肌肉组织平面，环绕肛门，并在肛门前方相交，插入会阴的中央腱点，与会阴浅横肌、肛提肌和球海绵体肌相结合。深部在直肠肛门交界处与耻骨直肠肌融合，该区域通过触摸被识别为肛门直肠环[12]。EAS 的静息收缩压约占肛门静息压力的 20%。其功能活动与以下 2 种情况有关：① 进一步的自主收缩，作为一种紧急排便控制机制，通过最大程度收缩（MVC）；② 自主放松，在尝试用力排便时通过压力测试检测到这一功能[13]。Shafik 假设 EAS 部分的协同作用可能是通过三环系统实现的，其中肌肉组织允许封闭或打开肛管[14]。EAS 活动受躯体神经、左右直肠下神经控制，每条神经都直接来源于相应的阴部神经（$S_2 \sim S_4$）。

1.1.4 耻骨直肠肌

耻骨直肠肌是肛提肌的内侧部分，由耻骨尾骨肌和髂尾肌组成。耻骨直肠肌的肌纤维起源于耻骨后表面的骨膜，距离耻骨联合 1 cm 或更远。这些纤维向后方延伸，并在直肠肛门交界处的后方转向内侧，与对侧的对应纤维相遇并融合。这些纤维共同在直肠肛门交界处后方形成一个吊带。这个吊带中持续紧张性收缩形成了锐利的 ARA，但耻骨直肠肌会主动或在腹内压力大时收缩，以防止肛门失禁。收缩时，肛门直肠被向前移位，肛门直肠角变得更尖锐。相反，耻骨直肠吊带的自主放松可以使直肠肛管变直，这是排便的前提条件。耻骨直肠肌围绕并支撑泌尿生殖裂隙，其中尿道、阴道和肛门直肠位于其中：耻骨直肠肌的收缩导致泌尿生殖裂隙变窄。

尸体研究表明，耻骨直肠肌主要由阴部神经分支支配（76.5%）[15]。

在肛门外括约肌深部与耻骨直肠肌之间存在一种特殊的解剖连续性。它们的肌纤维几乎是不可分割的，讨论的一个重点是耻骨直肠肌对肛门括约肌的贡献。MRI 研究表明，外括约肌构成肛门括约肌的下外侧，而耻骨直肠肌形成上外侧[11,16]。从功能角度来看，目前尚不清楚这两部分肌肉的收缩或放松运动是否总是同步的。

1.2　直肠功能性解剖

直肠乙状结肠连接处位于骶骨崎前方。直肠始于骶骨崎水平，在该处结肠带融合形成连续的纵向肌层。在这一点上，直肠是乙状结肠的直接延续。它沿着骶骨凹陷的弧度下降到肛提肌水平，然后向下和后方转向，穿过肛门直肠环，与肛管相连。除了腹侧弯曲外，直肠还具有 3 个平滑的侧向弯曲。上、下两个弯曲指向右侧，中间的弯曲指向左侧。这 3 个"曲线"的腔面每个都有一个横向的镰刀状褶皱，被称为直肠架或"亨氏瓣"：这 3 个褶皱由直肠壁上覆盖着黏膜的增厚肌肉形成的。根据亨氏瓣的排列，直肠可以分为三部分：下 1/3（低位直肠），长约 5 cm，从解剖肛管的上缘到下直肠瓣；中 1/3，从下直肠瓣到中间直肠瓣，长 3～4 cm；上 1/3（高位直肠），从中间直肠瓣到上直肠瓣长约 4 cm。因此，从齿状线到上直肠瓣，约 13 cm。直肠的整个长度（除了可能最远端）被一圈称为直肠周围脂肪的脂肪袖包围，这层脂肪通常在后方比前方丰富。腹膜壁在距离肛缘 7～8 cm 处形成道格拉斯窝：在腹膜外直肠起始处的下方水平，直肠周围脂肪又被称为直肠固有筋膜的独特环形筋膜层包围。包含直肠周围脂肪和淋巴结的固有筋膜被称为直肠系膜，是进行全直肠系膜切除术（TME）时必须切除的解剖结构。

直肠对其内容物有张力适应特点，因此无法定义其绝对容积容量。不同的腔内容积会触发不同的直肠感觉，这些感觉可通过肛门直肠测压法检测到：粪便冲动的最小感知（CRST：直肠敏感性阈值），持续的排便欲望或排便冲动（CS：持续感觉），难以忍受的痛苦排便感（MTV：最大耐受体积）[17]。相反，直肠壁对增加腔内容积的反应是通过直肠顺应性来评估的，直肠顺应性由 $\Delta V / \Delta P$ 结果形成的曲线来表示。

1.3 盆底功能性解剖

盆底这个术语指的是覆盖骨盆外开口的一组肌肉、韧带和筋膜结构。因此，盆底由位于腹膜和会阴皮肤之间的不同组成部分构成：从上到下分别是腹膜、盆腔脏器、盆腔内筋膜、肛提肌、会阴筋膜和会阴肌肉。盆腔器官常被认为是由盆底支撑的，但实际上它们是盆底的一部分。例如，子宫通过基底韧带和子宫骶韧带与骨盆侧壁连接，在形成盆底方面发挥着重要作用。

大致上，盆底可以分为深部平面（盆腔膈和泌尿生殖膈）和浅部平面（会阴）。

1.3.1 提肛肌

当肛提肌（包括髂尾肌、耻骨尾骨肌和耻骨直肠肌）及其覆盖的筋膜（骨盆内筋膜的一部分）放在一起考虑时，这些组合结构被定义为骨盆膈膜。骨盆膈膜的中央开口被称为肛提肌裂孔，在女性中，膀胱、子宫和直肠从穿过此裂孔，在男性中，膀胱和直肠穿过此裂孔。会阴膈或泌尿生殖膈是一种包围尿道的密集三角形结缔组织膜，位于骨盆膈膜分支的前下方，位置较低。

肛提肌主要由每侧的三块肌肉融合而成。髂尾肌起始于肛提肌的腱弓，两侧在肛尾缝内侧融合。耻骨尾骨肌（也称耻骨内脏肌）将盆腔器官连接到耻骨上：它起源于腱弓的前半部和耻骨后表面的骨膜，在耻骨联合的下缘，其纤维向后延伸并插入肛尾缝和尾骨中。耻骨直肠肌起源于耻骨联合处后方约 1 cm 的位置；它环绕直肠，从而在其后方形成一个吊带。还有一些鲜为人知的肛提肌分支，分别被称为耻骨阴道肌、耻骨肛门肌和耻尾肌。这些肛提肌之间没有明确的界限，而是形成一个带有中央孔洞的连续肌肉层，像膈膜一样从骨盆的一侧延伸到另一侧。不难想象这些肌肉的收缩和放松应该是同步和协调的。

如果将话题限制在与直肠和肛门相关的后盆腔区域的功能上，肛提肌在粪便控制和排便机制中是相互作用。

使用莱顿多阵列探针（MAPLe）进行的肛内肌电图测量[18]显示，可以记录骨盆底及其两侧不同肌肉的肌电活动，但数据仅涉及静止状态和肛门挤压状态：因为在排便时探针被排出，所以无法检测到排便数据。耻骨直肠肌的功能如上所述。动态 MRI 表明，在排便阶段，耻骨直肠肌的放松使直肠后壁得以释放，而耻尾肌的同时收缩将直肠前壁向前拉，进一步增加了直肠的直径，从而降低肛门直肠内排便阻力[19]。髂尾肌的活动只与其收缩有关：动态 MRI 的研究表明，髂尾肌的基本张力使其呈穹顶形状，并且该肌肉对腹部压力有反射性收缩，确保肛门控制力[20]。

1.3.2 会阴

会阴是位于骨盆横膈膜下方，包含脂肪和肌肉的区域，一直延伸至会阴部皮肤。会阴在外形上呈菱形，两侧由一条从耻骨联合到坐骨结节，再由此到尾骨尖的线界定。坐骨结节之间的横线将会阴分成 2 个三角区：前部为泌尿生殖器三角区（女性包含尿道和阴道，男性仅包含尿道），后部为肛门三角区。

会阴分为浅层和深层。浅层（图 1-2）被会阴浅筋膜包绕，包含会阴体和双侧浅层肌肉，其中一些肌肉位于生殖系统（球海绵体肌、坐骨海绵体肌和会阴浅横肌），另一些肌肉位于肛管周围（肛门外括约肌）。除了坐骨海绵体肌外，所有这些肌肉都向内侧固定在会阴体上，会阴体是位于肛缘和大阴唇后联合中点的纤维组织结构，直肠阴道隔和肛提肌也汇聚于此。深层会阴平面包括会阴深横肌和泌尿肌。会阴浅横肌和会阴深横肌根据其插入部位的不同，对通过会阴部并参与排便后反射的内脏管道具有积极的支撑作用。这

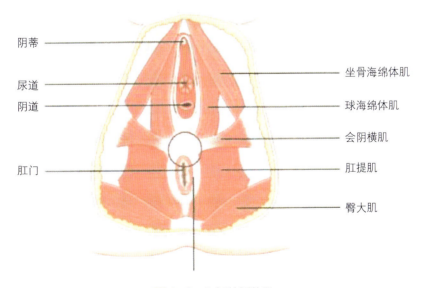

图 1-2　肛门外括约肌

种反射是盆底肌肉排空后的复位反应，其功能障碍可能是会阴下降综合征的首要病理生理元素[21]。

总之，参与肠道运动的结构的功能解剖非常复杂：这些结构的解剖关系解释了粪便控制和排出的功能协调。同样，脏器的空间排列及其与肌筋膜结构的相互作用的知识，对于正确解释与脏器静态和动态病理位置相关的病变至关重要。

参考文献

1. Zutshi M, editor. Anorectal disease. Cham: Springer; 2016.
2. Rogers J. Testing for and the role of anal and rectal sensation. Baillieres Clin Gastroenterol. 1992; 6: 179–191.
3. Mahadevan V. The anatomy of the rectum and anal canal. Surgery. 2010; 29: 5–10.
4. Morgan CN. The surgical anatomy of the anal canal and rectum. Postgrad Med J. 1936; 12: 287–300.
5. Kashyap P, Bates N. Magnetic resonance imaging anatomy of the anal canal. Australas Radiol. 2004; 48: 443–449.
6. Uz A, Elhan A, Ersoy M, Tekdemir I. Internal anal sphincter: an anatomic study. Clin Anat. 2004; 7: 17–20.
7. Cobine CA, Hannah EE, Zhu MH, Lyle HE, Rock JR, Sanders KM, Ward SM, Keef KD. ANO1 in intramuscular interstitial cells of Cajal plays a key role in the generation of slow waves and tone in the internal anal sphincter. J Physiol. 2017; 595: 2021–2041.
8. Stelzner S, Böttner M, Kupsch J, Kneist W, Quirke P, West NP, Witzigmann H, Wedel T. Internal anal sphincter nerves — a macroanatomical and microscopic description of the extrinsic autonomic nerve supply of the internal anal sphincter. Colorectal Dis. 2018; 20: O7–O16.
9. Lunnis S. Anatomy and function of the anal longitudinal muscle. Br J Surg. 1992; 79: 882–884.
10. Lierse W, Holschneider AM, Steinfeld J. The relative proportions of type I and type II muscle fibres in the external sphincter ani muscle at different ages and stages of development — observations on the development of continence. Eur J Pediatr Surg. 1993; 3: 28–32.
11. Rociu E, Stoker J, Eijkemans MJ, Laméris JS. Normal anal sphincter anatomy and age-and sex-related variations at high-spatial-resolution endoanal MR imaging. Radiology. 2000; 217: 395–401.
12. Stoker J. Anorectal and pelvic floor anatomy. Best Pract Res Clin Gastroenterol. 2009; 23: 463–475.
13. Rao SS, Welcher KD, Leistikow JS. Obstructive defecation: a failure of rectoanal coordination. Am J Gastroenterol. 1998; 93: 1042–1050.
14. Shafik A. A new concept of the anatomy of the anal sphincter mechanism and the physiology of defecation. The external anal sphincter: a triple-loop system. Investig Urol.1975; 12: 412–419.

15. Grigorescu BA, Lazarou G, Olson TR, Downie SA, Powers K, Greston WM, Mikhail MS. Innervation of the levator ani muscles: description of the nerve branches to the pubococcygeus, iliococcygeus, and puborectalis muscles. Int Urogynecol J Pelvic Floor Dysfunct. 2008; 19: 107–116.

16. Hussain SM, Stoker J, Laméris JS. Anal sphincter complex: endoanal MR imaging of normal anatomy. Radiology. 1995; 197: 671–677.

17. Verkuijl SJ, Trzpis M, Broens PMA. Normal rectal filling sensations in patients with an enlarged rectum. Dig Dis Sci 2018 64, 1312; doi: https://doi.org/10.1007/ s10620-018-5201-6.

18. Voorham-van der Zalm PJ, Voorham JC, van den Bos TW, Ouwerkerk TJ, Putter H, Wasser MN, Webb A, DeRuiter MC, Pelger RC. Reliability and differentiation of pelvic floor muscle electromyography measurements in healthy volunteers using a new device: the Multiple Array Probe Leiden (MAPLe). Neurourol Urodyn. 2013; 3: 341–348.

19. Petros P, Swash M, Bush M, Fernandez M, Gunnemann A, Zimmer M. Defecation 1: testing a hypothesis for pelvic striated muscle action to open the anorectum. Tech Coloproctol. 2012; 16: 437–443.

20. Delmas V, Ami O, Iba-Zizen MT. Dynamic study of the female levator ani muscle using MRI 3D vectorial modeling. Bull Acad Natl Med. 2010; 194: 969–980.

21. Pucciani F. Descending perineum syndrome: new perspectives. Tech Coloproctol. 2015; 19: 443–448.

肛门直肠功能解剖和病理生理

2

加布埃尔·巴索蒂

大便失禁和排便的病理生理学

人类可以自主控制排便。在生理条件下，每个人都可以自主决定是否排便、如何排便以及何时排便。因此，失禁和排便是密切相关的，排便控制可能归因于进化和社会文化适应[1,2]。人类自主控制排便主要依赖肛门括约肌功能，而排便还涉及回结肠运动[3]。然而，由于研究人员对何种情况下属于"正常"这一问题存在争议，我们目前对调节自主排便及其病理生理机制的理解仍然不完整。

排便是一系列事件的最终结果，这些事件始于更靠近上游的回结肠运动，通过产生"便意"的感觉，并最终以肛门括约肌打开和粪便排出结束[4]。

在生理条件下，强有力的结肠推进活动（即所谓的高振幅传播性收缩，HAPC，相当于放射学描述的集体运动的压力测量学等效物）[5]、便意和排便之间存在密切的关系（图 2-1）。然而，HAPC 在排便感觉中的确切作用仍存在争议，这种强有力活动的主要作用似乎在于将大量肠内容物向肛门口移动[6]。这一结果通过 2 个连续的 HAPC 重叠的区域性连接来实现，该连接贯穿整个大肠[7]。连同主要存在于乙状结肠的周期性收缩（周期性结肠运动）一起，传播性活动调节将内容物输送到直肠。乙状结肠扩张引起收缩，以及直肠-乙状结肠交界处的松弛，促进这一过程[9]。有趣的是，这种 HAPC 和便意之间的关系在慢性便秘患者身上往往异常，与对照组相比，慢性便秘患者经常出 HAPC 数量减少（或消失）的情况[10,11]。

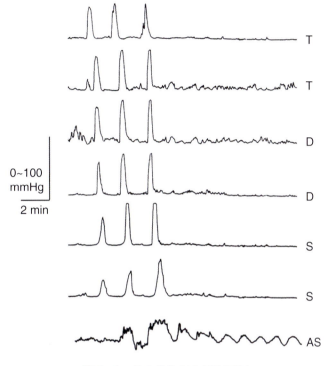

图 2-1 代表性的压力描记示图

显示结肠跨膜高振幅传播收缩次数增加，并先行于导致排便的肛门括约肌开放。T，横结肠；D，降结肠；S，乙状结肠；AS，肛门括约肌

　　在静息状态下，肛门外括约肌、耻骨直肠肌和肛提肌处于持续收缩状态；这种状态既有助于控制大便失禁，又能支撑盆腔脏器的重量[3]。就排便而言，耻骨直肠肌可能扮演着最关键的角色，因为它会通过牵拉将肛直角维持在约 90°，从而帮助维持控制大小便的能力。有趣的是，它在用力排便过程中发生异常收缩，这与一种主要的排便梗阻机制–盆底功能失调有关[12]。

　　排便的第一阶段，正如上文所述，以排便感觉为特征，并伴随着高振幅传播收缩（HAPC）的频率和幅度逐渐增加[11]（图 2-1）。目前认为这种感觉主要源于直肠[3]，正如直肠逐渐扩张会导致分级的感觉反应一样，该阶段首先是从直肠充盈感开始的[13]。随着扩张继续，会出现一种持续的感觉（常被描述为排气的欲望），当达到最大耐受容积时，这种感觉会逐渐被排便的冲动所取代[14, 15]。然而，排便感觉也可能源于直肠以外，例如，盆底肌肉（包括耻骨直肠肌）的神经末梢和拉伸感受器受到刺激，以及来自直肠附近结构的刺激[16]。

排便前直肠处于充盈状态。在正常情况下，直肠壶腹通过压力的微小变化（适应性松弛）来适应容量的增加[17]，使其能够暂时储存内容物，直到方便时排便。排便感觉减退和便秘常与直肠扩张感觉受损（直肠低敏感性）[17]相关，这会导致大便失禁[14]。另外，急迫性大便失禁患者（无论是否伴有大便失禁）[18]直肠感觉反而会增高（直肠感觉过敏）。对排便感觉的正常反应需要完整的神经生理和生物力学活动，这对于排便至关重要。习惯性抑制排便感觉可能会减弱排便反应，最终导致粪便堆积，随着时间的推移，反复抑制排便感觉甚至会导致继发性直肠扩大[19]。肛管是否参与产生排便感觉尚不明确，因为肛管内球囊扩张引起的感觉是"粪便从肛门逸出"而不是排便意念[20]。肛管在一天中的大部分时间保持闭合，仅在排气或排便时打开。这种闭合功能主要由内部括约肌（IAS）维持[3,21]，其完整的感觉是直肠内容物鉴别反射（sampling reflex）所必须的[22]。

直肠内容物反射和排便冲动又是粪便排出的决定因素，如果条件环境合适（例如没有社交影响等），通过增加腹压、盆底松弛和肛管松弛，可排出部分直肠和大肠内容物，必要时还可以通过自主用力和采取合适的排便姿势辅助排便[3]。因此，决定排便后，粪便的排出是通过增加直肠内压、盆底松弛和肛管松弛来实现的。关于直肠内压的作用，目前资料尚无定论，粪便的排出可能还需要近端结直肠的收缩协助，具体取决于粪便的量和稠度[23]。更多数据表明，适当骨盆底和肛管放松是有效排出粪便的主要机制。事实上，盆底松弛与腹内压增加的同时出现会导致盆底降低，盆底呈漏斗形状，其尖端位于肛门直肠交界处。因此，随着耻骨直肠肌的松弛和排便时采取的姿势（通常是下蹲或半蹲），肛直角会变直；肛管随之松弛，排泄物得以排出（图2-2）。直肠扩张后，肛门内括约肌会不自觉地松弛；有趣的是，这种松弛也与直肠内压力成正比[21]（图2-3）。这些机制的病理生理学重要性通过以下事实得到证明：盆底和肛管松弛不足是排便障碍（盆底协同失调、排便失调亚型）的公认原因[24]。

排便终止是半自主地开始，个体感觉直肠完全排空，随后肛门外括约肌和盆底收缩；它们的收缩使肛管闭合并将压力梯度转向直肠[3]。最后，外括约肌的"闭合反射"（粪便通过后短暂的压力增加）为内括约肌恢复其张力提供

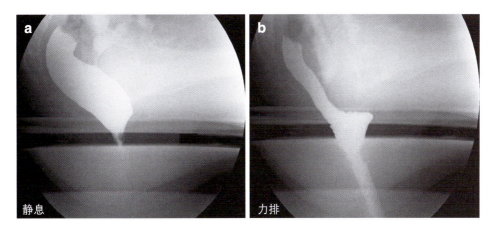

图 2-2 代表性排便造影图

显示了静息状态（a）和排便状态（b）的直肠动态。请注意，在（b）中，个体拉直了肛门直肠角，从而使大部分直肠内容物排出

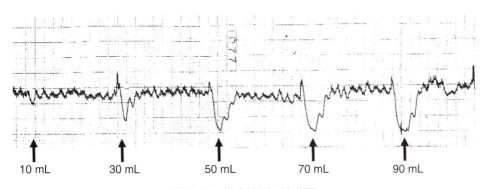

图 2-3 代表性测压追踪图

显示进行性直肠球囊扩张后肛门括约肌松弛。请注意，松弛量与直肠扩张量成正比

了时间[25]。个体终止排便后，腹内压下降，盆底姿势反射被重新激活[26]，耻骨直肠肌对肛门直肠交界处的牵引力增加，导致了肛直角的基础状态的重建。伴随的肛管伸长也会导致肛垫被动膨胀，从而引起肛管完全闭合[3]。

　　关于失禁和排便的病理生理机制的知识虽然不完整，但具有实际意义。专家们根据罗马标准对肛门直肠疾病进行分类，目前在文献中已出现第四版[27]（表 2-1）。事实上，这些疾病的病理生理学基础基本上可以归结为肛门括约肌功能障碍，无论是单一的还是联合的（异常的压力或松弛），骨盆底（异常动力）和直肠（异常收缩或感觉）。

表 2-1　肛门直肠疾病的罗马Ⅳ分类（改编自参考文献 [27]）

功能性肛门直肠疾病

－ 大便失禁

－ 功能性肛门直肠痛（包括提肛综合征、未明确的功能性肛门直肠疼痛和一过性直肠痛）

－ 功能性排便障碍（包括排便失调和排便不足）

参考文献

1. Bassotti G, Villanacci V. The control of defecation in humans: an evolutionary advantage? Tech Coloproctol. 2013; 17: 623–624. https://doi.org/10.1007/s10151-013-1037-4.

2. Bassotti G, Müller-Lissner S. Controlling defecation: to be (predator) or not to be (prey), that is the question…. Z Gastroenterol. 2015; 53: 460–462. https://doi.org/10.1055/s-0034-1399242.

3. Palit S, Lunniss PJ, Scott SM. The physiology of human defecation. Dig Dis Sci. 2012; 57: 1445–1464. https://doi.org/10.1007/s10620-012-2071-1.

4. Bassotti G, de Roberto G, Castellani D, Sediari L, Morelli A. Normal aspects of colorectal motility and abnormalities in slow transit constipation. World J Gastroenterol. 2005; 11: 2691–2696.

5. Narducci F, Bassotti G, Gaburri M, Morelli A. Twenty four hour manometric recording of colonic motor activity in healthy man. Gut. 1987; 28: 17–25.

6. Bassotti G, Iantorno G, Fiorella S, Bustos-Fernandez L, Bilder CR. Colonic motility in man: features in normal subjects and in patients with chronic idiopathic constipation. Am J Gastroenterol. 1999; 94: 1760–1770.

7. Dinning PG, Zarate N, Szczesniak MM, Mohammed SD, Preston SL, Fairclough PD, Lunniss PJ, Cook IJ, Scott SM. Bowel preparation affects the amplitude and spatiotemporal organization of colonic propagating sequences. Neurogastroenterol Motil. 2010; 22: 633–e176. https:// doi.org/10.1111/j.1365-2982.2010.01480.x.

8. Rao SS, Sadeghi P, Beaty J, Kavlock R, Ackerson K. Ambulatory 24-h colonic manometry in healthy humans. Am J Physiol Gastrointest Liver Physiol. 2001; 280: G629–G639.

9. Shafik A. Sigmoido-rectal junction reflex: role in the defecation mechanism. Clin Anat. 1996; 9: 391–394.

10. Bassotti G, Gaburri M, Imbimbo BP, Rossi L, Farroni F, Pelli MA, Morelli A. Colonic mass movements in idiopathic chronic constipation. Gut. 1988; 29: 1173–1179.

11. Dinning PG, Bampton PA, Andre J, Kennedy ML, Lubowski DZ, King DW, Cook IJ. Abnormal predefecatory colonic motor patterns define constipation in obstructed defecation. Gastroenterology. 2004; 127: 49–56.

12. Bassotti G, Chistolini F, Sietchiping-Nzepa F, de Roberto G, Morelli A, Chiarioni G. Biofeedback for pelvic floor dysfunction in constipation. BMJ. 2004; 328: 393–396.

13. Meunier P, Mollard P, Marechal JM. Physiopathology of megarectum: the association of megarectum with encopresis. Gut. 1976; 17: 224–227.

14. Sun WM, Read NW, Miner PB. Relation between rectal sensation and anal function in normal subjects and patients with faecal incontinence. Gut. 1990; 31: 1056–1061.

15. Broens PM, Penninckx FM, Lestár B, Kerremans RP. The trigger for rectal filling sensation. Int J Color Dis. 1994; 9: 1–4.

16. Scharli AF, Kiesewetter WB. Defecation and continence: some new concepts. Dis Colon Rectum. 1970; 13: 81–107.

17. Gladman MA, Aziz Q, Scott SM, Williams NS, Lunniss PJ. Rectal hyposensitivity: pathophysiological mechanisms. Neurogastroenterol Motil. 2009; 21: 508–516. https://doi.org/10.1111/j.1365-2982.2008.01216.x.

18. Chan CL, Scott SM, Williams NS, Lunniss PJ. Rectal hypersensitivity worsens stool frequency, urgency, and lifestyle in patients with urge fecal incontinence. Dis Colon Rectum. 2005; 48: 134–140.

19. Mimura T, Nicholls T, Storrie JB, Kamm MA. Treatment of constipation in adults associated with idiopathic megarectum by behavioural retraining including biofeedback. Color Dis. 2002; 4: 477–482.

20. Goligher JC, Hughes ES. Sensibility of the rectum and colon. Its rôle in the mechanism of anal continence. Lancet. 1951; 1: 543–547.

21. Frenckner B. Function of the anal sphincters in spinal man. Gut. 1975; 16: 638–644.

22. Miller R, Lewis GT, Bartolo DC, Cervero F, Mortensen NJ. Sensory discrimination and dynamic activity in the anorectum: evidence using a new ambulatory technique. Br J Surg.1988; 75: 1003–1007.

23. Bharucha AE. Pelvic floor: anatomy and function. Neurogastroenterol Motil. 2006; 18: 507–519.

24. Bharucha AE, Wald A, Enck P, Rao S. Functional anorectal disorders. Gastroenterology. 2006; 130: 1510–1518.

25. Nyam DC. The current understanding of continence and defecation. Singap Med J. 1998; 39: 132–136.

26. Porter NH. A physiological study of the pelvic floor in rectal prolapse. Ann R Coll Surg Engl. 1962; 31: 379–404.

27. Rao SC, Bharucha AE, Chiarioni G, Felt-Bersma R, Knowles C, Malcolm A, Wald A. Anorectal disorders. Gastroenterology. 2016; 150: 1430–1442. https://doi.org/10.1053/j.gastro.2016.02.009.

肛门直肠测压：它能提高病理生理学知识吗？

3

保拉·约维诺、玛丽亚·克里斯蒂娜·内里、
安东内拉·桑托尼科拉、朱塞佩·基亚廖尼

3.1　简介

　　肛门直肠生理学非常复杂，确保肠道内容物的排空受到高度调节，这需要结肠、直肠和肛门的协调功能[1]。

　　肛门直肠功能障碍可导致大便失禁，这意味着无法完全控制排便和（或）排便障碍症状。这两者都会严重影响生活质量，在北美有 12%～19% 的人受到影响[2-4]。

　　大便失禁和排便障碍的潜在病因和病理生理学机制是多因素的。尽管有数据表明仅通过临床检查可以指导治疗这些患者[5,6]，但随着诊断技术的更新，基于症状的评估似乎无法令人满意地指导治疗[7-9]。

　　因此，肛门直肠生理测试也越来越重要[10,11]。此外，一些研究指出，肛门直肠功能测试会影响临床决策，甚至这些测试能够作为预测治疗反应的生物标志物[12-15]。

　　理想情况下，应评估所有与控制排便或排便有关的已知和可测量的因素（见表 3-1）。然而，没有任何一项能够完全描述导致大便失禁和（或）排便障碍的所有因素。这引起了对单一检验有效性的争议。然而，当肛门直肠功能评估可用时，如果以结构化和系统化的方式进行，其临床效用就会增加[16]。

　　肛门直肠测压是最成熟和最广泛使用的检查工具，因为它能够检测肛门括约肌和（或）直肠-肛门协调功能的功能性疾病[17-19]。

表 3-1 肛门直肠生理功能诊断试验的临床实用性[3]

功　　能	检　　查	临床应用（实用性）
肛门		
运动	肛门直肠测压（传统）	++++
	肛门直肠测压（高分辨率）	++++
	肛门直肠测压（3D）	+++
	肌电图	+++
	阴部神经末梢运动潜伏期	+
结构	肛内超声检查	++++
	经会阴超声检查	+++
	肛内或盆腔 MRI	+++
	MRI 肌纤维追踪	+
	电刺激	+
感觉	轻触刺激	+
	肛门诱发电位	++
直肠		
感觉	球囊扩张	++++
	直肠恒压器	+++
	直肠运动诱发电位	++
运动	远端结肠测压	++
	直肠恒压器	+++
	直肠运动诱发电位	+
肛门直肠单元		
运动，感觉	肛门直肠测压（传统、高分辨率或 3D）	++++
	球囊逼出	++++
运动、感觉和结构	钡剂排粪造影	++++
	MR 排粪造影	+++
	功能性管腔成像探针	+

+临床实用性有限或仅用于研究兴趣
++ 新兴技术，临床实用性数据有限
+++ 具有公认的临床实用性，但使用较少
++++ 具有良好的临床实用性，并且常见使用

然而，它不是一线诊断技术，而是在其他形态学方法［放射学和（或）内镜］已经排除了大肠和尤其是直肠-肛门病变后使用。在临床实践中，对于没有警示信号（危险信号）且对一线治疗（如生活方式改变和优化大便黏稠度）无效的排便障碍（大便失禁或便秘伴有排便困难）的患者，进行肛门测试是合理的[20]。

因此，在本章中，将探讨肛门直肠测压在与影响肛门病理生理学的因素相关的作用。

3.2　定义

肛门直肠测压是一种仪器检查，能够评估肛管和远端直肠的压力，提供有关排便和肛门控制功能阶段以及盆底肌肉的运动和感觉信息[17, 18]。

它测量肛门缘上方 6～8 cm 处的管腔压力，并特别用于评估：

- 高压区（指肛门括约肌的长度）；
- 静息状态下肛管的非自主功能；
- 挤压时的自主肛门功能；
- 直肠-肛门反射；
- 直肠敏感性和顺应性；
- 模拟排便（推）过程中的直肠-肛门协调；
- 排出气球的能力[21-24]。

3.3　传统测压设备

传统肛门直肠测压是一种水灌注系统，能够检测直肠壶腹和肛管中存在的压力值和内脏敏感受体的刺激物。

它由四个组件组成：探针、压力记录设备（放大器、记录仪、气液泵、压力传感器）、记录显示设备（监视器、打印机或图表记录仪）和数据存储设备（计算机、图表记录仪）（图 3-1）[17]。

测压探针通常是带有内部通道和灌注侧孔的导管，通过连续流动的双蒸馏水或灌注水或气体的气囊导管进行灌注（图 3-2）。

肛门直肠测压可以使用不同类型的探针和压力记录设备进行。使用固态微

a

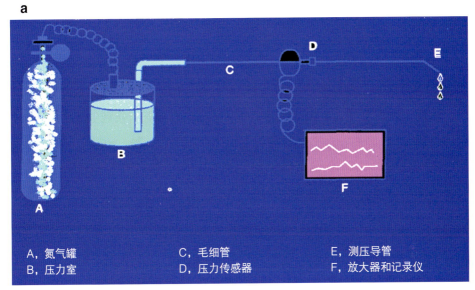

A，氮气罐　　　　　C，毛细管　　　　　E，测压导管
B，压力室　　　　　D，压力传感器　　　　F，放大器和记录仪

b

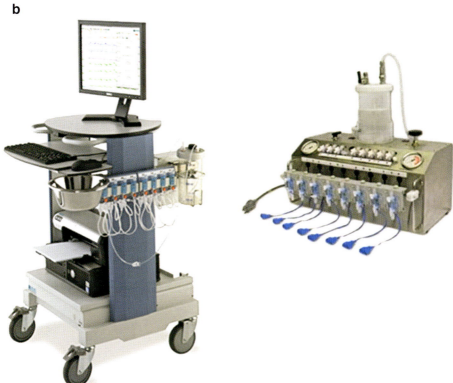

图 3-1 （a）测压装置示意图，（b）传统肛门测压设备

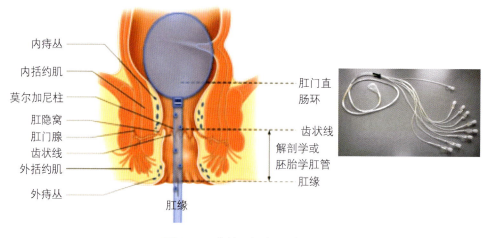

内痔丛

内括约肌

莫尔加尼柱

肛隐窝

肛门腺

齿状线

外括约肌

外痔丛

肛缘

肛门直肠环

齿状线

解剖学或胚胎学肛管

肛缘

图 3-2 传统肛门直肠测压探头

传感器也可以获得令人满意的测量结果[25]。

3.4 肛门直肠测压技术

嘱患者（不需要禁食，但必须在检查前几小时进行排便灌肠）左侧卧位，大腿重叠，躯干弯曲 90°；导管在肛门水平校准后插入直肠。

应进行一个预热期（约 5 min），以使患者放松，括约肌张力恢复到生理基线水平[26]。

通过测量静息括约肌压力、肛管功能长度和挤压括约肌压力来评估肛门括约肌功能的完整性。

（1）肛门静息张力和肛管功能长度

在肛门直肠测压的第一阶段，手动以 1 cm 为步长提取探针（静止拉伸技术）或使用自动提取臂以恒定速度提取探针（运动拉伸技术），评估肛管功能长度和静息括约肌张力。

肛管功能长度（高压区，HPZ）被定义为静息压力比直肠压力高 ≥ 30% 的区域（或长度）[27]。

我们可以计算平均静息肛门压力，因为它是高压区（HPZ）中检测到的所有压力的平均值。最大的肛门静息压力定义为直肠内压力与静息状态下记录的最高肛门括约肌压力之差，通常在距离肛缘 1～2 cm 处。生理上，肛门静息张力主要是由内括约肌（IAS）活动引起的（55%～80%，大部分是由神经活动引起的，其余纯粹是肌源性）[28]，表现为一种无意识的功能，其次是肛门外括约肌（30%）和肛垫（15%）。静息括约肌压力根据年龄、性别和使用的技术而有所变化。通常，男性和年轻受试者的压力更大，但存在相当大的重叠[18, 29, 30]。

根据灌注导管肛门测压，记录的肛管通常是不对称的。在近端肛管，静息状态下前方象限的压力较低，而在远端，后方象限的压力降低，在中部肛管，所有象限的径向压力基本相等[26, 29, 31]。此外，传统肛门直肠测压通过特定软件可以获得肛管压力分布的二维重建（矢量体积），并详细评估可能由括约肌解剖病理引起的压力不对称。然而，这些数据现在可以很好地通过三维括约肌超声获得[32]。

（2）最大挤压压力和最大挤压持续时间

在肛门直肠测压的第二阶段，要求患者尽可能用力挤压肛门，避免使用辅助肌肉，特别是限制臀部肌肉的参与。此外，挤压应该持续 30 s，以获得外括约肌（EAS）疲劳性的测量结果[17]；在挤压动作期间，记录每个位置的最大自主压力，以检测适当的外括约肌活动。

最大挤压压力是通过测量最大自主收缩时肛管压力与相同水平的基础静息张力之间的差值来确定的[8, 17, 27]。

括约肌耐力是患者能够保持挤压压力高于静息压力的时间间隔，特别是大于或等于最大挤压记录压力的 50%[17, 27, 33]。

这两个测量指标主要反映了外括约肌的力量和疲劳性[11, 19, 33, 34]。

（3）神经反射的评估

神经反射通路的完整性通过测量肛门皮肤反射、咳嗽反射和直肠肛门抑制反射（RAIR）进行评估。

（a）肛门皮肤反射和咳嗽反射

肛门皮肤反射是通过在会阴皮肤上爬行针头来检测的；Valsalva 反射评估是通过要求患者咳嗽来获得的。具体而言，咳嗽会增加腹压，而直肠压力会触发肛门外括约肌的反射性收缩。Valsalva 反射的完整性有助于在紧急情况下维持肛门的自制。这种收缩随着压力计获得压力的增加而被记录下来，咳嗽压力则被计算为咳嗽期间记录的最大压力与肛管相同水平的静息压力之间的差。从生理学角度来看，咳嗽压力一定是高于肛管压力的。

（b）直肠肛门抑制反射（RAIR）

直肠肛门抑制反射（RAIR）是通过记录直肠远端气囊快速间歇性充气时的肛管静息压来测量的，该气囊位于测压导管的顶端；气囊充气（10 mL 或 20 mL 等，在某些慢性便秘和巨直肠病例中可达 50～60 mL 甚至更高容量）；以这种方式记录引发反射所需的阈值容量。

直肠的快速扩张导致直肠压力的短暂增加（由于次级直肠收缩-直肠肛门收缩反射），随后是肛门压力的短暂增加（由于 EAS 收缩），最后是肛管压力的持续下降，这是由于直肠抑制反射（IAS）的放松；最后一种方法被认为可以通过肛管中存在的感觉区域对直肠内容物进行取样，从而区分肠胃和粪便（固体、液体和气体）；相反，直肠肛门收缩反射是一种代偿机制，允许在腹内或直肠内压力增加（例如咳嗽）期间保持正肛门压力，这对控制排便至关重要[8, 34]。

（4）直肠敏感性和直肠顺应性的评估

直肠敏感性测试通常通过球囊扩张进行，在直肠内放置一球囊，用空气或水填充（使用手持注射器或泵辅助）。它能够通过结合注水导管或微型换能器记录气囊内压、直肠压力和扩张量的表达。在测试期间，患者被指导报告初始感觉，即患者感觉到的最小直肠容量、排便愿望、紧迫感（与最初的排便冲动相关的容量）、最大耐受容量（患者感到不适和强烈的排便欲望）以及疼痛。这些感觉阈值被记录下来（通过膨胀的体积或较少情况下通过压力）[3, 8, 35]。

这种评估还允许从衍生的压力-容量曲线计算直肠顺应性：它被定义为"对施加的压力的容量反应"，表示直肠压力随着直肠容量的变化而变化（体积变化除以压力变化 $=\Delta V/\Delta P$）。在扩张反应中，直肠壁由于其黏弹性性质，在开始时能够有一种"适应性松弛"，这允许在低管腔内压力的情况下容纳显著增加的体积，从而保证排便可控；持续膨胀使直肠变得更难以拉伸，直到达到弹性极限并开始有规律的收缩，导致直肠内压力增加[36, 37]。

尽管有很大的差异，但文献中记录感觉阈值的可复制性很高[38, 39]，许多共识声明和技术综述证明，该测试可用于评估功能性肠道疾病[16, 18, 34]。

另一种测试直肠敏感度的方法是使用电子压力测定器。简而言之，压力测定器通过反馈机制对装有空气的袋子内部保持恒定的压力。反馈机制由一个应变计组成，该应变计通过一个继电器连接到一个注射或抽吸系统。

应变计和注入／吸入系统通过一个双腔聚乙烯管独立连接，一腔用来充气，另一腔用于监测压力，连接到一个非弹性的、超大尺寸的聚乙烯超薄塑料袋，并且塑料袋非常平整，以避免对内部压力产生任何影响。用一个刻度盘选择所需的压力级别。连续记录袋子内的压力和体积[40-42]。考虑到气囊固有的弹性需要校正，使用压力测定器测量直肠顺应性和容量比使用球囊更精确。虽然恒压器的使用较少，但对于已经通过球囊扩张评估直肠感觉变化和（或）强烈怀疑直肠顺应性或容量异常的患者，建议考虑使用它[17,33]。

（5）对尝试排便的评估

对于有排便障碍症状的患者，排便过程中对直肠肛门协调性的测压评估有助于诊断。

在肛门直肠测试的这一部分，患者被要求像在排便时一样向下用力，同时检测到肛门和直肠的压力；正常情况下，直肠内压由于 Valsava 动作增加，而肛管内压由于 EAS 的协调松弛而降低；这些机制促使了排便进程，使得推进力在有意识的自主控制下更容易地将粪便通过肛管[20,21]。

当排便障碍时，肛门直肠测压可以观察到直肠动力不足和（或）肛门放松不充分或反常的肛门收缩[20,43-45]。

具体地说，在尝试排便时，直肠和肛门的压力变化模式已经被描述为以下四种[33,44,46]。

类型 1：直肠推进力增加（腹内压增加，产生足够的推动力），同时肛门压力也反常增加。

类型 2：直肠推进力不足（直肠内压无增加），伴有反常的肛门收缩。

类型 3：足够的直肠推进压（直肠内压增加），肛门不放松或不完全放松（≤ 20%）（即，肛门括约肌压力未减少）。

类型 4：直肠推进压不足和肛门括约肌不放松或不完全放松（≤ 20%）（图 3-3）[44,46]。

遗憾的是，超过 50% 的无症状受试者在模拟排便过程中发现了一些异常的测压模式（例如，异常降低的直肠肛门压力梯度），因此，功能性排便障碍的诊断不能仅仅依靠肛门直肠测压[2,8,33,44]。

根据罗马Ⅲ标准，如果出现：① 便秘症状；② 肛门直肠测压（ARM）（或肌电图）存在直肠推进力不足和（或）肛门松弛不足或反常收缩；③ 球囊排出试验或影像学显示直肠排空障碍，其中至少一项试验阳性，则有可能诊断为功能性排便障碍[47]。

a.
正常

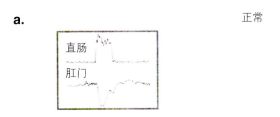

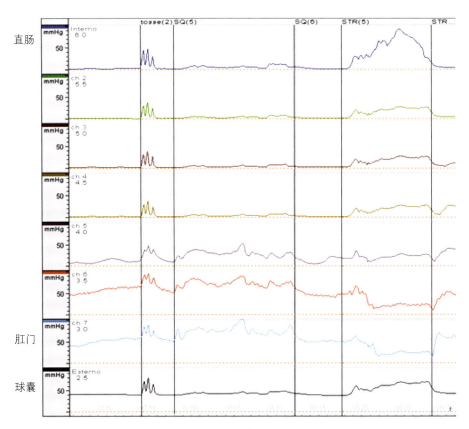

图 3-3 测压模式：尝试排便（由 Rao 修改[46]）。（a）正常；（b）类型 1；（c）类型 2；（d）类型 3；（e）类型 4

b.

类型 1

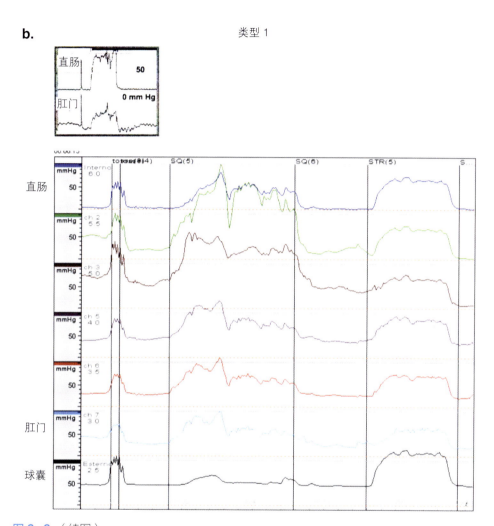

图 3-3 （续图）

c.

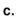

类型 2

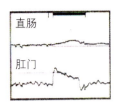

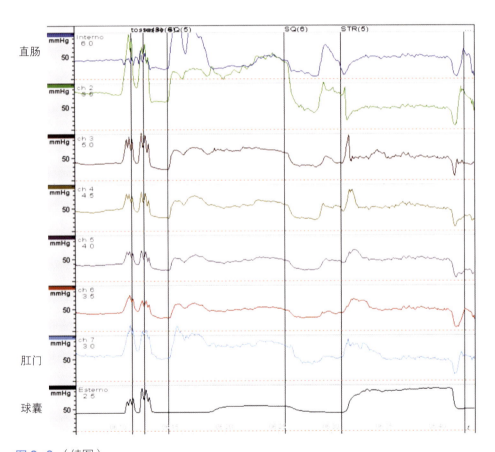

图 3-3 （续图）

d.

类型 3

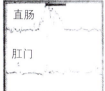

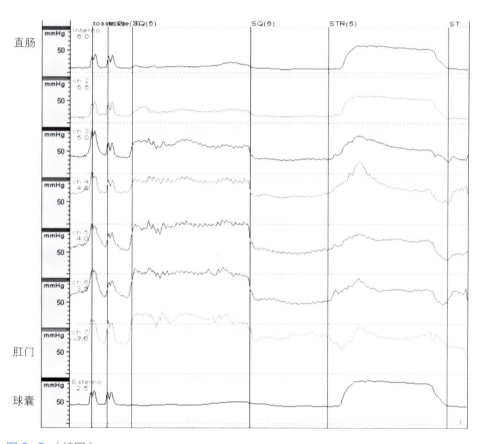

图 3-3 （续图）

e.

类型 4

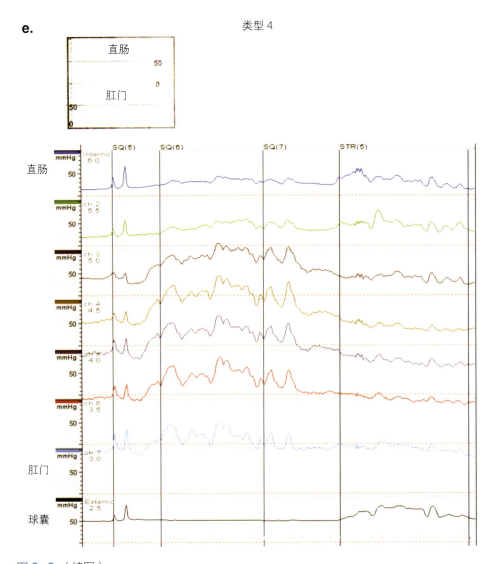

图 3-3 （续图）

新的罗马Ⅳ功能性排便障碍诊断标准（表3-2）也纳入了便秘型肠易激患者[48]。此外，排便功能障碍的诊断仅限于在肛门直肠测压或盆底肌电图发现反常的肛门收缩。

表3-2 罗马Ⅳ标准中功能性排便障碍的诊断标准（修改自[48]）

1. 患者必须符合功能性便秘和（或）便秘型肠易激综合征的诊断标准
2. 在反复尝试排便过程中，必须满足以下3项测试中的2项的排便特性降低：
• 异常球囊逼出实验
• 压力测定或肛周体表肌电图检查证实肛门直肠排便模式异常
• 影像学检查显示直肠排空能力下降
诊断前症状出现至少6个月，且近3个月症状符合以上诊断标准
子类别F3a和F3b适用于符合功能性排便障碍标准的患者
F3a诊断标准用于排便推进力不足
肛门直肠测压评定是否伴有肛门括约肌和（或）盆底肌不协调性收缩
F3b诊断标准用于排便不协调
肛周体表肌电图或压力测定显示在试图排便过程中，盆底不协调性收缩，但有足够的推进力
这些标准是与适合年龄和性别的技术的正常值相关的

3.4.1 球囊逼出实验（BET）

这是评估患者排便能力（模拟粪便）的最简单操作。它可以单独使用也可以作为肛门直肠测压结果的补充。在直肠放置一个16F的Foley充水球囊，其内装满50 mL的温水来模拟大便；可以用空气代替水。然而，后一个更适合，可以更准确地模拟粪便。患者被邀请在便椅上或私人厕所中用力排出该球囊。记录排出球囊所需的时间对于定义正常值至关重要。

大多数正常受试者可以在1 min内逼出该球囊[8, 20, 49]，尽管报道的正常排便时间值有所不同，但公认的排出时间限制为1～2 min，排便时间超过这个范围可能意味着排便障碍或排便失调（DD）[8, 33, 49, 50]。

肛门直肠测压应与球囊逼出试验结合进行。最近的一项大型队列研究发现，在诊断慢性便秘方面球囊逼出试验与肛门直肠测压以及盆底表面肌电图有很高的一致性[51]。

球囊逼出实验可以在肛门直肠测压后使用相同的测压导管进行。

3.4.2 肛门直肠测压与病理生理学

测压检查可以识别最常见的肛门直肠疾病（表 3-3）背后的多重机制。

在本章的这一部分，我们复习了几种肛门直肠疾病，了解了可以通过肛门直肠测压（ARM）评估的多重病理生理机制。

表 3-3 大便失禁的病理生理机制

功　能	检　查	发　现	疾　病　例　子
肛门			
运动	肛门直肠测压	肛门低张力	由于肌肉损伤导致的被动性大便失禁（IAS 因平滑肌环破裂或退化而减弱）： • 产科损伤 • 马尾神经损伤 • 脊髓膜膨出 • 多发性硬化 • 腰骶神经病变 • 脱髓鞘损伤 • 糖尿病 • 脊髓损伤 • 卒风 • 衰老 • 痴呆 / 残疾 • 精神病 • 药物（泻药、抗抑郁药、抗胆碱药、咖啡因、肌肉松弛剂）[8, 18, 19]
		肛门高张力	肛裂或痔疮丛 慢性便秘[3]
		肛门低收缩力	由于肌肉损伤导致的急迫性或压力性大便失禁（EAS 因肌肉损伤而减弱）： • 产科损伤（主要致病因素） • 神经病变 • 糖尿病 • 脊髓损伤 • 中风[8, 18, 19, 52]

续 表

功 能	检 查	发 现	疾 病 例 子
直肠			
感觉	气囊扩张	直肠高敏感性	大便失禁急迫性 炎性肠病 日光性直肠炎 直肠肿瘤 直肠手术 肠易激综合征–腹泻型（IBS-D）[39, 42, 53, 54]
		直肠低敏感性	粪便嵌塞（粪便渗漏） 慢性便秘 排便障碍 肠易激综合征–便秘型（IBS-C） 脊髓损伤[8, 35, 50]
运动感觉和结构	直肠球囊或压力测定	直肠高顺应性	巨直肠（直肠松弛） 慢性便秘[50]
		直肠低顺应性	慢性缺血的直肠纤维化（直肠僵硬），炎症性肠（IBD）或盆腔照射治疗腹泻型肠易激综合征（IBS-D）促使大便失禁[8, 34]
肛直肠			
运动	球囊排出	排出时间延长	大便失禁 慢性便秘
	肛门直肠测压	肛门直肠反射不全	大便失禁 先天性巨结肠 慢性便秘[8, 52, 55]

肠易激综合征–腹泻型（IBS-D）、肠易激综合征–便秘型（IBS-C）

（1）大便失禁（FI）

大便失禁或非自愿的直肠流出代表无法控制气体和粪便的排放，伴随着它们的非自愿排出，当多种排便机制（从内脏敏感性到括约肌张力，到横纹肌的收缩能力）同时受到损害时就会发生（即使是以不同的方式），因此，患者报告的症状包括排便频率增加或极端紧急性、排便紧迫感、紧急情况下难以保持粪便[56-58]。

对于这些患者，测压检查非常重要：

括约肌低张力（低肛门静息压力）与被动性大便失禁相关，通常由于平滑肌环的退化或破裂引起（IAS 活动是构成肛门静息张力的主要因素）[52, 59]。然而，ARM 也可能在有排便能力的患者中检测到非常低的基础压力，失禁的患者可能呈现正常的静息张力[22, 60]。因此，静息张力的测量必须与其他功能测试结合起来考虑[34]。

急迫性或压力性大便失禁的症状（迫切需要排便但无法及时到达厕所）通常与低肛门挤压压力相关，并与括约肌的力量和疲劳有关。

急迫性或压力性大便失禁的症状（急需排便却无法及时如厕）通常与肛门收缩压压力低有关，这也提示了括约肌损伤导致的 EAS 强度和疲劳程度（主要致病因素是产科损伤）或相关的神经病变[22, 52, 58]。此外，与对照组相比，大便失禁患者的挤压持续时间（耐力）也显著减少[61]；在所有肛门直肠功能测量中，肛门收缩压已被证明在区分大便失禁患者和正常人群方面具有最大的敏感性和特异性[8, 60, 62]。

与对照组相比，直肠肛门抑制反射存在差异：这种肛门内反射的幅度和持续时间与胀气量相关，在临床实践中，异常反射可能与临床或亚临床神经病变相关。特别是，在急迫性大便失禁患者中，可能会记录到异常的反射反应，与自主挤压压力减弱有关。这可能表明骶丛神经（脊髓骶段或阴部神经）受损；这些患者可能有马尾或骶神经丛病变、阴部神经病变或周围神经病变（如糖尿病等）[19, 34, 63]。

直肠超敏反应常见于某些急迫性大便失禁患者[8]，以及肠易激综合征（IBS）患者中（IBS 越严重，患者越敏感）[39, 42, 53, 64]。直肠超敏反应还可能与直肠舒张性降低（僵硬）有关，例如，直肠纤维化，即炎症性肠病（IBD）、慢性缺血、肛门直肠炎、直肠赘生物以及接受过直肠切除术的患者中，会出现大便急迫和频繁排便等症状[32, 34, 54]。在这种情形下，计算的符合度会下降。

大多数大便失禁患者，尤其是有粪便渗漏的患者，在尝试排便（用力）时，排便功能受损，直肠力量减弱。他们可能无法在 2 min 内将球囊排出直肠，这表明存在潜在的排便障碍，通常与低敏感性有关[34, 65-67]。

（2）慢性便秘（CC）

根据研究，慢性便秘（CC）有 3 种基本病理生理机制：正常传输型慢性便秘（NTC），即患者有便秘症状，但结肠直肠转运时间正常。慢传输型便秘（STC），整个结肠的传输速度异常缓慢。CC 伴有出口梗阻，传输主要在结肠远端延迟。

使用 ARM 可以将 27%～59% 的慢性便秘患者归类为功能性排便障碍或排便协同障碍（DD）。这是指盆底试图排便时肌肉矛盾的收缩或不充分的松弛，排便失调和便秘型肠易激综合征（IBS-C）的重叠是普遍存在的[44, 68, 69]。

然而，ARM 诊断功能性排便障碍必须是以根据罗马Ⅳ标准的 BET 或影像学检查显示的排空障碍为依据。

此外，功能性排便障碍的诊断也是便秘患者生物反馈成功的一个预测因素[5, 21, 70]。

通过测压检查可以识别 CC 患者：

• 直肠感觉受损。在 60% 的 DD 患者中，首次感觉阈值和排便欲望可能较高，这与直肠感觉受损有关。直肠顺应性增加，直肠敏感性降低，表明直肠过度松弛；在直肠严重扩张（巨直肠）的患者中，需要更大的直肠扩张量才能引起感觉[8, 46, 64, 71]。直肠低敏感性可预示对生物反馈或手术等治疗的效果不佳，因为它预示着严重的临床表型[72]；但也有报道称其症状有所改善[66, 73]，尤其是在接受神经调节治疗期间[13]。

• 在排空直肠造影或磁共振成像中可发现一部分 DD 患者存在结构性障碍[69]。

• 成人直肠肛门抑制反射缺失通常是由于慢性便秘伴巨结肠所致[33]。然而，ARM 中的 IAS 反射性松弛失效可诊断为先天性肌丛神经节，即先天性巨结肠病。大多数先天性巨结肠病在儿童期发现，而短段先天性巨结肠病可在成年期出现[32, 52]。

• 在同一个患者身上往往会发现不止一种异常，而且在无 CC 症状的健康受试者中，异常检查也很常见。因此，没有一种检查可以单独用于个体患者的评估。

（3）慢性肛门痛

肛管、直肠和骨盆处的慢性或复发性疼痛可发生于 7%～24% 的人群中，并与生活质量下降和高昂的医疗费用相关[74]。排除器质性病因后，ARM 可以用来评估功能性肛门直肠疼痛障碍或括约肌张力过高。

功能性肛门直肠疼痛障碍包括一过性直肠痛和肛提肌综合征（LAS），其特征是肛门或直肠下部复发性疼痛，无肛肠疾病的证据；第一种是由罗马Ⅳ定义的标准[48]为反复发作的肛门中线疼痛，持续数秒至数分钟，通常 < 20 min，与排便无关，持续至少 3 个月，2 次发作之间无肛门直肠疼痛。在

少数严重直肠痛的患者中，可能存在 IAS 肌病[18, 65]。第二种的特征是反复发作的肛门直肠疼痛，发作持续时间超过 20 min，坐着时比站着时疼痛更严重。症状还可能包括长期的直肠胀满感、便意和牵引耻骨直肠时的触痛[18]。

病因学尚不明确，但通常认为盆底横纹肌的慢性痉挛是大多数患者的病理生理机制。然而，最近有报道称，DD 是相关病因，即使是没有便秘症状的患者[74]。

在一项大型随机对照试验中，对生物反馈、电刺激和按摩治疗慢性直肠痛进行了比较。生物反馈疗法在牵拉提肛肌时有触痛症状的患者中使用成功率高达 85%。这是一种提示横纹肌紧张的体征[74]。

对于患有慢性直肠痛且结构评估正常的患者，DD 可能可能会引起便秘以外的症状。因此，在这些患者中，应及早使用 ARM 合并 BET 诊断 DD。事实上，盆底肌肉松弛受损和 BET 异常已被证明与肛门直肠疼痛有关，并对生物反馈疗法有良好的反应[66]。

（4）肛肠疾病患者的术前和术后评估

ARM 的候选者是患有肛门直肠病变（脱垂、肛裂、痔疮、肿瘤）的患者，或者是在 Hartmann 手术干预后考虑再通的 RCU 患者，或者是为了评估回肠−肛门吻合术的可行性的患者。手术前后测压数据的比较可以为解释任何已出现的或仍未改变的紊乱或问题的原因提供有用的信息。

最后，测压法在法律医疗目的方面的作用不应被低估：记录干预措施在直肠−肛门功能方面的改变的可能性，可能有助于对与手术相关症状的阴性诊断提供支持。

（5）生物反馈疗法（BFT）

肛门直肠测压对于识别排便障碍或排便协同失调（DD）有显著作用，并为通过实施生物反馈训练以恢复肛门直肠和盆底功能的康复计划提供了主要指征[75]。

生物反馈疗法是一种"操作性条件反射"技术。其中有关生理过程信息（由肌电传感器或测压仪记录）被转化为特定信号，从而教导患者控制某项功能。这样就能恢复正常的排便模式，纠正腹部和骨盆底肌肉以及肛门括约肌的协同作用障碍或不协调，从而获得正常的或完全的排便，并改善直肠感觉受损患者的感知[20, 46, 55]。

此外，患者还可以学会排出充气的气球。如果直肠感觉减退，患者可以通过感觉再训练，学会识别较弱的直肠充盈感[20]。康复治疗还可包括改善骨盆底收缩的措施（即凯格尔运动）[66]。

在随机对照试验中，BFT 的有效率为 70%～80%，比饮食或药物疗法（聚乙二醇或地西泮或安慰剂）更有效[33, 66, 76-79]。

长期研究表明，尽管敏感性和依从性的重要改变对 BFT 结果有不利的预后，但该疗法的疗效可维持 2 年以上[66, 80, 81]。

BFT 对约 76% 的 FI 患者有效[82]，当保守治疗失败时推荐使用[83-85]。然而，Meta 分析表明，BFT 在 FI 中的疗效仍存在争议[86]。普遍接受的观点是，每周 FI 发作减少 ≥ 50% 可被认为是一个有效的临床结局指标，并且与肠道症状及其严重程度相关[85-87]。

3.5 ARM 禁忌证

相对禁忌证是存在出血性肛裂和不同病因引起的活动性直肠炎，在这些情况下，测压过程会加剧疼痛，并产生大量肛门直肠出血。

绝对禁忌证包括：最近在肛门直肠部位进行过手术治疗，患者对测压过程的依从性差以及严重的肛门狭窄。

3.6 ARM 的局限性

由于健康和疾病状态下的压力测量存在很大的差异和重叠，对患者的结果存在影响，专业设备的高成本，结果解释的困难，使得肛门直肠测压法在临床实践中的应用及其广泛推广受到很大限制[3]。

此外，肛门直肠测压的特点是操作者内部和操作者之间存在一定的差异性，这既体现在检查的执行上（因为现有仪器存在很大的差异性），也体现在对检查结果的解释上。

最近运用了新的计算机化技术，制定了标准执行协议[17]以及压力测量参数原则正常范围的公布[25, 26, 33, 88-90]，在一定程度上减少了操作人员内部的差异，有助于实现肛门直肠测压在执行和解释方面的标准化。

3.6.1 高分辨率肛门直肠测压仪

最近，一种先进的高分辨率肛门直肠测压仪（HRAM）（或高清晰度肛门直肠测压仪−HDAM）问世，带有专用软件以及带有传感器的固态探测器，能够提供肛肠详细的结构和比色图，并在不需要拔管的情况下更直观地评估肛肠功能[91, 92]。

这项新技术将能详细显示排便障碍患者的不同亚组，并详细检测静止和收缩时肛门括约肌的缺陷[44, 93]。

高分辨率肛门直肠测仪（HRAM）的费用要高得多，而且多出现在学术中心，但它可以解释肛门直肠功能的结构图。传统的肛门直肠测压仪可为社区医生提供廉价的筛查测试，通常需要较少的空间和人员支持。由于现有检测设备的巨大差异以及不同操作人员在检测性能和解释方面的差异，因此，ARM 的结果存在很大的异质性。此外，该技术的高成本仍然严重限制了其推广和使用，从而限制了其在临床实践中的应用[33]。

使用 HRAM 似乎更直观，它能将大量数据显示为详细的彩色结构图。HRAM 能非常巧妙地将 DD 患者分为不同的亚组。这可以将 HRAM 得出的多个参数纳入类似于芝加哥分类的分类方案中，芝加哥分类法彻底改变了食管运动障碍的诊断方法[93, 94]。

参考文献

1. Palit S, Lunniss PJ, Scott SM. The physiology of human defecation. Dig Dis Sci. 2012; 57(6): 1445–1464.

2. Perry S, Shaw C, McGrother C, Matthews RJ, Assassa RP, Dallosso H, et al. Prevalence of faecal incontinence in adults aged 40 years or more living in the community. Gut. 2002; 50(4): 480–484.

3. Carrington EV, Scott SM, Bharucha A, Mion F, Remes-Troche JM, Malcolm A, et al. Expert consensus document: advances in the evaluation of anorectal function. Nat Rev Gastroenterol Hepatol. 2018; 15(5): 309–323.

4. Neri L, Conway PM, Basilisco G, Laxative Inadequate Relief Survey (LIRS) Group. Confirmatory factor analysis of the Patient Assessment of Constipation-Symptoms (PAC-SYM) among patients with chronic constipation. Qual Life Res. 2015; 24(7): 1597–1605.

5. Tantiphlachiva K, Rao P, Attaluri A, Rao SS. Digital rectal examination is a useful tool for identifying patients with dyssynergia. Clin Gastroenterol Hepatol. 2010; 8(11): 955–960.

6. Lam TJ, Felt-Bersma RJ. Clinical examination remains more important than anorectal function tests to identify treatable conditions in women with constipation. Int Urogynecol J. 2013; 24(1): 67–72.

7. Camilleri M, Talley NJ. Pathophysiology as a basis for understanding symptom complexes and therapeutic targets. Neurogastroenterol Motil. 2004; 16(2): 135–142.

8. Scott SM, Gladman MA. Manometric, sensorimotor, and neurophysiologic evaluation of anorectal function. Gastroenterol Clin N Am. 2008; 37(3): 511–538, vii.

9. Neri L, Iovino P, Laxative Inadequate Relief Survey (LIRS) Group. Bloating is associated with worse quality of life, treatment satisfaction, and treatment responsiveness among patients with constipation-predominant irritable bowel syndrome and functional constipation. Neurogastroenterol Motil. 2016; 28(4): 581–591.

10. Dinning PG, Carrington EV, Scott SM. The use of colonic and anorectal high-resolution manometry and its place in clinical work and in research. Neurogastroenterol Motil. 2015; 27(12): 1693–1708.

11. Dinning PG, Carrington EV, Scott SM. Colonic and anorectal motility testing in the high-resolution era. Curr Opin Gastroenterol. 2016; 32(1): 44–48.

12. Altomare DF, Rinaldi M, Petrolino M, Ripetti V, Masin A, Ratto C, et al. Reliability of electrophysiologic anal tests in predicting the outcome of sacral nerve modulation for fecal incontinence. Dis Colon Rectum. 2004; 47(6): 853–857.

13. Knowles CH, Thin N, Gill K, Bhan C, Grimmer K, Lunniss PJ, et al. Prospective randomized double-blind study of temporary sacral nerve stimulation in patients with rectal evacuatory dysfunction and rectal hyposensitivity. Ann Surg. 2012; 255(4): 643–649.

14. Chiarioni G, Bassotti G, Stanganini S, Vantini I, Whitehead WE. Sensory retraining is key to biofeedback therapy for formed stool fecal incontinence. Am J Gastroenterol. 2002; 97(1): 109–117.

15. Vaizey CJ, Kamm MA. Prospective assessment of the clinical value of anorectal investigations. Digestion. 2000; 61(3): 207–214.

16. Rao SS, Patel RS. How useful are manometric tests of anorectal function in the management of defecation disorders? Am J Gastroenterol. 1997; 92(3): 469–475.

17. Rao SS, Azpiroz F, Diamant N, Enck P, Tougas G, Wald A. Minimum standards of anorectal manometry. Neurogastroenterol Motil. 2002; 14(5): 553–559.

18. Diamant NE, Kamm MA, Wald A, Whitehead WE. AGA technical review on anorectal testing techniques. Gastroenterology. 1999; 116(3): 735–760.

19. Rao SS. Pathophysiology of adult fecal incontinence. Gastroenterology. 2004; 126(1 Suppl 1): S14–S22.

20. American Gastroenterological Association, Bharucha AE, Dorn SD, Lembo A, Pressman A. American Gastroenterological Association medical position statement on constipation. Gastroenterology. 2013; 144(1): 211–217.

21. Rao SS, Ozturk R, Laine L. Clinical utility of diagnostic tests for constipation in adults: a systematic review. Am J Gastroenterol. 2005; 100(7): 1605–1615.

22. Bharucha AE, Rao SS. An update on anorectal disorders for gastroenterologists. Gastroenterology. 2014; 146(1): 37–45.e2.

23. Renzi A, Brillantino A, Di Sarno G, Izzo D, D'Aniello F, Falato A. Improved clinical outcomes with a new contour-curved stapler in the surgical treatment of obstructed defecation syndrome: a mid-term randomized controlled trial. Dis Colon Rectum. 2011; 54(6): 736–742.

24. Barnett JL, Hasler WL, Camilleri M. American Gastroenterological Association medical position statement on anorectal testing techniques. American Gastroenterological Association. Gastroenterology. 1999; 116(3): 732–760.

25. Gruppo Lombardo per lo Studio della Motilità Intestinale. Anorectal manometry with water-perfused catheter in healthy adults with no functional bowel disorders. Colorectal Dis. 2010;

12(3): 220–225.

26. Rao SS, Hatfield R, Soffer E, Rao S, Beaty J, Conklin JL. Manometric tests of anorectal function in healthy adults. Am J Gastroenterol. 1999; 94(3): 773–783.

27. Bordeianou LG, Carmichael JC, Paquette IM, Wexner S, Hull TL, Bernstein M, et al. Consensus statement of definitions for anorectal physiology testing and pelvic floor terminology (revised). Dis Colon Rectum. 2018; 61(4): 421–427.

28. Lestar B, Penninckx F, Kerremans R. The composition of anal basal pressure. An in vivo and in vitro study in man. Int J Color Dis. 1989; 4(2): 118–122.

29. Kim JH. How to interpret conventional anorectal manometry. J Neurogastroenterol Motil. 2010; 16(4): 437–439.

30. Videlock EJ, Lembo A, Cremonini F. Diagnostic testing for dyssynergic defecation in chronic constipation: meta-analysis. Neurogastroenterol Motil. 2013; 25(6): 509–520.

31. McHugh SM, Diamant NE. Effect of age, gender, and parity on anal canal pressures. Contribution of impaired anal sphincter function to fecal incontinence. Dig Dis Sci.1987; 32(7): 726–736.

32. Chiou AW, Lin JK, Wang FM. Anorectal abnormalities in progressive systemic sclerosis. Dis Colon Rectum. 1989; 32(5): 417–421.

33. Staller K. Role of anorectal manometry in clinical practice. Curr Treat Options Gastroenterol. 2015; 13(4): 418–431.

34. Azpiroz F, Enck P, Whitehead WE. Anorectal functional testing: review of collective experience. Am J Gastroenterol. 2002; 97(2): 232–240.

35. Gladman MA, Dvorkin LS, Lunniss PJ, Williams NS, Scott SM. Rectal hyposensitivity: a disorder of the rectal wall or the afferent pathway? An assessment using the barostat. Am J Gastroenterol. 2005; 100(1): 106–114.

36. Gregersen H, Kassab G. Biomechanics of the gastrointestinal tract. Neurogastroenterol Motil. 1996; 8(4): 277–297.

37. Burgell RE, Scott SM. Rectal hyposensitivity. J Neurogastroenterol Motil. 2012; 18(4): 373–384.

38. Sun WM, Read NW, Prior A, Daly JA, Cheah SK, Grundy D. Sensory and motor responses to rectal distention vary according to rate and pattern of balloon inflation. Gastroenterology. 1990; 99(4): 1008–1015.

39. Chan CL, Scott SM, Williams NS, Lunniss PJ. Rectal hypersensitivity worsens stool frequency, urgency, and lifestyle in patients with urge fecal incontinence. Dis Colon Rectum. 2005; 48(1): 134–140.

40. Iovino P, Valentini G, Ciacci C, De Luca A, Tremolaterra F, Sabbatini F, et al. Proximal stomach function in systemic sclerosis: relationship with autonomic nerve function. Dig Dis Sci. 2001; 46(4): 723–730.

41. Iovino P, Tremolaterra F, Boccia G, Miele E, Ruju FM, Staiano A. Irritable bowel syndrome in childhood: visceral hypersensitivity and psychosocial aspects. Neurogastroenterol Motil. 2009; 21(9): 940–e74.

42. Tremolaterra F, Gallotta S, Morra Y, Lubrano E, Ciacci C, Iovino P. The severity of irritable bowel syndrome or the presence of fibromyalgia influencing the perception of visceral and somatic stimuli. BMC Gastroenterol. 2014; 14: 182.

43. Bharucha AE, Pemberton JH, Locke GR 3rd. American Gastroenterological Association technical review on constipation. Gastroenterology. 2013; 144(1): 218–238.

44. Rao SS, Patcharatrakul T. Diagnosis and treatment of dyssynergic defecation. J Neurogastroenterol Motil. 2016; 22(3): 423–435.

45. Grossi U, Carrington EV, Bharucha AE, Horrocks EJ, Scott SM, Knowles CH. Diagnostic accuracy study of anorectal manometry for diagnosis of dyssynergic defecation.Gut. 2016; 65(3): 447–455.

46. Rao SS. Dyssynergic defecation and biofeedback therapy. Gastroenterol Clin N Am. 2008; 37(3): 569–586, viii.

47. Longstreth GF, Thompson WG, Chey WD, Houghton LA, Mearin F, Spiller RC. Functional bowel disorders. Gastroenterology. 2006; 130(5): 1480–1491.

48. Mearin F, Lacy BE, Chang L, Chey WD, Lembo AJ, Simren M, et al. Bowel disorders. Gastroenterology. 2016. https://doi.org/10.1053/j.gastro.2016.02.031.

49. Chiarioni G, Kim SM, Vantini I, Whitehead WE. Validation of the balloon evacuation test: reproducibility and agreement with findings from anorectal manometry and electromyography. Clin Gastroenterol Hepatol. 2014; 12(12): 2049–2054.

50. Gladman MA, Aziz Q, Scott SM, Williams NS, Lunniss PJ. Rectal hyposensitivity: pathophysiological mechanisms. Neurogastroenterol Motil. 2009; 21(5): 508–516, e4-5.

51. Kamm MA. Obstetric damage and faecal incontinence. Lancet. 1994; 344(8924): 730–733.

52. Engel AF, Kamm MA, Bartram CI, Nicholls RJ. Relationship of symptoms in faecal incontinence to specific sphincter abnormalities. Int J Color Dis. 1995; 10(3): 152–155.

53. Simren M, Tornblom H, Palsson OS, van Tilburg MAL, Van Oudenhove L, Tack J, et al. Visceral hypersensitivity is associated with GI symptom severity in functional GI disorders: consistent findings from five different patient cohorts. Gut. 2018; 67(2): 255–262.

54. Rao GN, Drew PJ, Lee PW, Monson JR, Duthie GS. Anterior resection syndrome is secondary to sympathetic denervation. Int J Color Dis. 1996; 11(5): 250–258.

55. Chiarioni G. Biofeedback treatment of chronic constipation: myths and misconceptions. Tech Coloproctol. 2016; 20(9): 611–618.

56. Bharucha AE. Fecal incontinence. Gastroenterology. 2003; 124(6): 1672–1685.

57. Whitehead WE, Borrud L, Goode PS, Meikle S, Mueller ER, Tuteja A, et al. Fecal incontinence in US adults: epidemiology and risk factors. Gastroenterology. 2009; 137(2): 512–517, 517. e1-2

58. Rao SS. Advances in diagnostic assessment of fecal incontinence and dyssynergic defecation. Clin Gastroenterol Hepatol. 2010; 8(11): 910–919.

59. Vaizey CJ, Kamm MA, Bartram CI. Primary degeneration of the internal anal sphincter as a cause of passive faecal incontinence. Lancet. 1997; 349(9052): 612–615.

60. Felt-Bersma RJ, Klinkenberg-Knol EC, Meuwissen SG. Anorectal function investigations in incontinent and continent patients. Differences and discriminatory value. Dis Colon Rectum. 1990; 33(6): 479–485; discussion 85–86.

61. Chiarioni G, Scattolini C, Bonfante F, Vantini I. Liquid stool incontinence with severe urgency: anorectal function and effective biofeedback treatment. Gut. 1993; 34(11): 1576–1580.

62. Sun WM, Donnelly TC, Read NW. Utility of a combined test of anorectal manometry, electromyography, and sensation in determining the mechanism of 'idiopathic' faecal incontinence. Gut. 1992; 33(6): 807–813.

63. Sangwan YP, Coller JA, Schoetz DJ, Roberts PL, Murray JJ. Spectrum of abnormal rectoanal reflex patterns in patients with fecal incontinence. Dis Colon Rectum. 1996; 39(1): 59–65.

64. Harraf F, Schmulson M, Saba L, Niazi N, Fass R, Munakata J, et al. Subtypes of constipation predominant irritable bowel syndrome based on rectal perception. Gut. 1998; 43(3): 388–394.

65. Rao SS, American College of Gastroenterology Practice Parameters Committee. Diagnosis and management of fecal incontinence. American College of Gastroenterology Practice Parameters Committee. Am J Gastroenterol. 2004; 99(8): 1585–1604.

66. Chiarioni G, Whitehead WE, Pezza V, Morelli A, Bassotti G. Biofeedback is superior to laxatives for normal transit constipation due to pelvic floor dyssynergia. Gastroenterology. 2006; 130(3): 657–664.

67. Gladman MA, Scott SM, Chan CL, Williams NS, Lunniss PJ. Rectal hyposensitivity: prevalence and clinical impact in patients with intractable constipation and fecal incontinence. Dis Colon Rectum. 2003; 46(2): 238–246.

68. Patcharatrakul T, Gonlachanvit S. Outcome of biofeedback therapy in dyssynergic defecation patients with and without irritable bowel syndrome. J Clin Gastroenterol. 2011; 45(7): 593–598.

69. Krogh K, Chiarioni G, Whitehead W. Management of chronic constipation in adults. United European Gastroenterol J. 2017; 5(4): 465–472.

70. Rao SS. Constipation: evaluation and treatment. Gastroenterol Clin N Am. 2003; 32(2): 659–683.

71. Gladman MA, Knowles CH. Novel concepts in the diagnosis, pathophysiology and management of idiopathic megabowel. Colorectal Dis. 2008; 10(6): 531–538; discussion 8-40.

72. Rhee PL, Choi MS, Kim YH, Son HJ, Kim JJ, Koh KC, et al. An increased rectal maximum tolerable volume and long anal canal are associated with poor short-term response to biofeedback therapy for patients with anismus with decreased bowel frequency and normal colonic transit time. Dis Colon Rectum. 2000; 43(10): 1405–1411.

73. Rao SS, Welcher KD, Pelsang RE. Effects of biofeedback therapy on anorectal function in obstructive defecation. Dig Dis Sci. 1997; 42(11): 2197–2205.

74. Chiarioni G, Asteria C, Whitehead WE. Chronic proctalgia and chronic pelvic pain syndromes: new etiologic insights and treatment options. World J Gastroenterol. 2011; 17(40): 4447–4455.

75. Chiarioni G, Heymen S, Whitehead WE. Biofeedback therapy for dyssynergic defecation. World J Gastroenterol. 2006; 12(44): 7069–7074.

76. Heymen S, Scarlett Y, Jones K, Ringel Y, Drossman D, Whitehead WE. Randomized, controlled trial shows biofeedback to be superior to alternative treatments for patients with pelvic floor dyssynergia-type constipation. Dis Colon Rectum. 2007; 50(4): 428–441.

77. Rao SS, Valestin J, Brown CK, Zimmerman B, Schulze K. Long-term efficacy of biofeedback therapy for dyssynergic defecation: randomized controlled trial. Am J Gastroenterol. 2010; 105(4): 890–896.

78. Payne I, Grimm LM Jr. Functional disorders of constipation: paradoxical puborectalis contraction and increased perineal descent. Clin Colon Rectal Surg. 2017; 30(1): 22–29.

79. Jodorkovsky D, Dunbar KB, Gearhart SL, Stein EM, Clarke JO. Biofeedback therapy for defecatory dysfunction: "real life" experience. J Clin Gastroenterol. 2013; 47(3): 252–255.

80. Rao SS, Seaton K, Miller M, Brown K, Nygaard I, Stumbo P, et al. Randomized controlled trial of biofeedback, sham feedback, and standard therapy for dyssynergic defecation. Clin Gastroenterol Hepatol. 2007; 5(3): 331–338.

81. Lee HJ, Boo SJ, Jung KW, Han S, Seo SY, Koo HS, et al. Long-term efficacy of biofeedback therapy in patients with dyssynergic defecation: results of a median 44 months follow-up.

Neurogastroenterol Motil. 2015; 27(6): 787–795.

82. Rao SS, Welcher KD, Happel J. Can biofeedback therapy improve anorectal function in fecal incontinence? Am J Gastroenterol. 1996; 91(11): 2360–2366.

83. Enck P, Daublin G, Lubke HJ, Strohmeyer G. Long-term efficacy of biofeedback training for fecal incontinence. Dis Colon Rectum. 1994; 37(10): 997–1001.

84. Ozturk R, Niazi S, Stessman M, Rao SS. Long-term outcome and objective changes of anorectal function after biofeedback therapy for faecal incontinence. Aliment Pharmacol Ther. 2004; 20(6): 667–674.

85. Rao SS, Benninga MA, Bharucha AE, Chiarioni G, Di Lorenzo C, Whitehead WE. ANMS-ESNM position paper and consensus guidelines on biofeedback therapy for anorectal disorders. Neurogastroenterol Motil. 2015; 27(5): 594–609.

86. Rao SS. Endpoints for therapeutic interventions in faecal incontinence: small step or game changer. Neurogastroenterol Motil. 2016; 28(8): 1123–1133.

87. Noelting J, Zinsmeister AR, Bharucha AE. Validating endpoints for therapeutic trials in fecal incontinence. Neurogastroenterol Motil. 2016; 28(8): 1148–1156.

88. Sun WM, Rao SS. Manometric assessment of anorectal function. Gastroenterol Clin N Am. 2001; 30(1): 15–32.

89. Carrington EV, Grossi U, Knowles CH, Scott SM. Normal values for high-resolution anorectal manometry: a time for consensus and collaboration. Neurogastroenterol Motil. 2014; 26(9): 1356–1357.

90. Li Y, Yang X, Xu C, Zhang Y, Zhang X. Normal values and pressure morphology for three-dimensional high-resolution anorectal manometry of asymptomatic adults: a study in 110 subjects. Int J Color Dis. 2013; 28(8): 1161–1168.

91. Lee YY, Erdogan A, Rao SS. High resolution and high definition anorectal manometry and pressure topography: diagnostic advance or a new kid on the block? Curr Gastroenterol Rep. 2013; 15(12): 360.

92. Rao SS, Hasler WL. Can high-resolution anorectal manometry shed new light on defecatory disorders? Gastroenterology. 2013; 144(2): 263–265.

93. Ratuapli SK, Bharucha AE, Noelting J, Harvey DM, Zinsmeister AR. Phenotypic identification and classification of functional defecatory disorders using high-resolution anorectal manometry. Gastroenterology. 2013; 144(2): 314–322.e2.

94. Kahrilas PJ, Bredenoord AJ, Fox M, Gyawali CP, Roman S, Smout AJ, et al. The Chicago Classification of esophageal motility disorders, v3.0. Neurogastroenterol Motil. 2015; 27(2): 160–174.

高分辨率肛管直肠测压的概念与发展：它的工作方式

4

艾琳·马尔图奇、尼古拉·德·博尔托利、
桑蒂诺·马尔基、达里奥·甘巴奇尼

　　对胃肠运动的研究是诊断某些消化系统疾病的基础。但在临床中，即使运用肌电图也无法对肌肉收缩的有效性做出直接评价。因此，测压法作为一种间接方法，被运用到研究中来。肛管直肠测压是指通过记录肠腔收缩时不同时间点对压力感受器产生的压力值，来综合评价肛管直肠的收缩功能。因此，压力的变化可反映括约肌是否处于蠕动或松弛状态，并对此进行评价。随着时代的进步，肛管直肠测压装置的压力感受器逐步从简单的气囊进化为灌注导管及固态导管。与此同时，显示和分析方法也从简单的条状图表发展为计算机化系统。每一项进步都帮助人们更深入地了解了胃肠道功能障碍的病理、生理机制，从而对相关疾病也有了更准确的诊断。一般来说，测压系统通过含有压力传感器的导管传输数据。压力传感器负责捕捉肠腔内的压力信号并将其传输到接收设备，接收设备则负责记录并显示数据。常规的测量方式涉及的是一种二维描记，该装置的大小由探头上的记录端口或传感器的数量决定[1-3]。最初的测压设备允许平均记录 8 个压力传感器的数值。典型的食管导管包括 4 个径向通道用以对食管下括约肌进行评估，4 个传感器分别放置在相距 5 cm 的位置，用于评估括约肌收缩时蠕动波的传播。而典型的肛管导管则通常包含 8 个压力通道，也呈螺旋状分布，但彼此间相距约 0.5 cm。

　　低成本的灌注导管也使得导管定制更为方便，比如为更好地评估食管下括约肌，就可以定制 Dentsleeve 导管。但是，这些导管只可测得并显示二维波形，而对二维波形的解读需要研究者或工作人员更长时间去学习。

　　食管动力检查是测压领域首次对常规可视化测压记录进行革新的第一次尝

试[1, 2, 6]。在 20 世纪 90 年代，Ray Eugene Clouse 设想并实现了传统测压技术的两个重大进步：一是增加了导管上的压力传感器，二是使用了时空图进行数据显示[4, 5]。

起初，Clouse 和 Staiano 认为，使用传统的条形图难以动态显示不同食管平面间的压力值，尤其当 2 个压力传感器之间本身就相距数厘米时[1, 4]。他们为验证这一假设，持续以每次 1 cm 的步幅对导管进行拉动，直至最后一组压力传感器到达食管上括约肌，在每个记录点都会让测试者进行一次吞咽动作以获取数据。然后，利用计算机化的地形图绘制系统绘制了食管各个平面间压力点的走向波形，直观地显示了它们之间的空间关系。通过这种方式，他们展示了从未被识别的压力波形[1]。这一结果支持了使用具有密集排列特点的压力记录器来研究个别吞咽动作的想法。

最初的方法将测压信号转换成图像的方法非常烦琐且不太直观。然而，Clouse 等人[1, 2, 4, 6] 开发了一种地形分析方法，能够同时考虑和评估时间、空间关系及压力数据。这一创新性思路，让假设变成现实，即使用一个能够记录多达 21 个部位食管压力的系统，并使用二维和三维绘图方法，结合考虑压力数据的空间关系，就可以提取更多的信息。采用地形图表示的第一步是将记录的压力数据在平面上校准，将记录点按其在导管上的位置沿 Z 轴排列。事件标记后的时间以秒为单位表示在 x 轴上，压力的振幅（mmHg）表示在 y 轴上。通过在每个网格交点处使用可用的邻近数据对 y 值（压力振幅）进行插值，从而可以确定最适当的值。这样，就可以获得一个单一的三维测量的"俯视"视角，就像天气或地理数据通常显示的那样。图 4-1 展示了常规方法（a）和对应的平面表示法（b）分别显示的 9 条轨迹线[7]。第二步，在此之上应用时间和压力等高线，即等压力线（通常间隔 5 mmHg）（图 4-2a）。之后，将颜色与压力相关联，形成渐变颜色轮廓图，即低压力值使用冷色调，高压力值使用暖色调。通过等高线图，就可以获得俯视表面图，等高线环包含特定振幅与特定颜色。

图中的同心圆环表示了压力峰值区域。也可以通过选择感兴趣点上的零点来移动绘图基线（例如在食管压力测量中标记胃内压力）。最初，地表图更容易解释，因为传统的波形可以在三维结构中被识别出来。然而，一旦研究人员熟悉了观察和解读等高线图，就认为这种方式比表面图更具优势，包括：① 可以在特定区域测量感兴趣的蠕动特性，而不必担心可能对三维视角形成

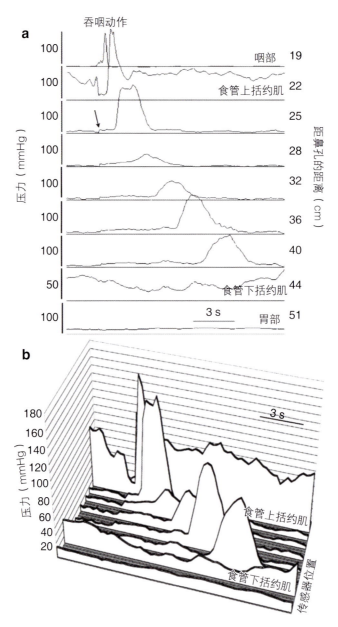

图 4-1　在传统的测压法中，腔内压力是从间隔较大的传感器（3～5 cm）记录的。（a）二维显示中，压力为 y 轴，时间为 x 轴，压力轨迹垂直堆叠。（b）三维显示中，压力仍为 y 轴，时间为在 x 轴，但传感器位置在 z 轴上，胃传感器在前，咽传感器在后

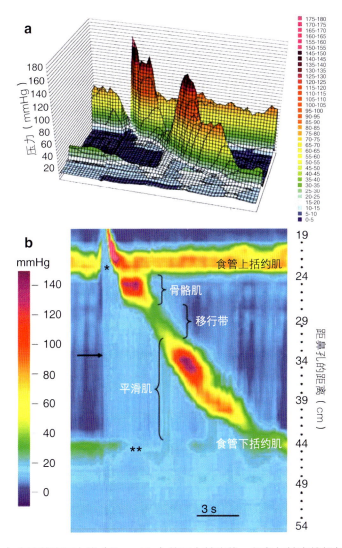

图 4-2 （a）应用等高压力线（5 mmHg）的压力轮廓线。颜色与特定的颜色轮廓图相关联：较冷的颜色代表较低的压力，较暖的颜色代表较高的压力。（b）食管测压：通过旋转测压图让眼睛方向与 y 轴平行，以得到确定且常用的图形显示。并折叠压力轴（y），用更方便的二维表面彩色轮廓取代

干扰；② 能够完整并详细地查看所有压力数据，不必担心会忽略可能在三维表面图中被视野遮挡的信息，从而使得不同吞咽之间以及不同个体之间的比较变得更容易。因此，可以使用地形分析系统来研究压力数据的时间和空间关系，这有助于显示大量数据，并消除由烦琐数据集带来的负担。

使用这种新颖的计算机绘图方法，压力变化被呈现为有利于临床使用且具有视觉吸引的三维图形，而不是一系列孤立的波浪[9, 10]。对腔内记录获取的压力数据的时间和空间关系的考虑揭示了更准确的波动方向信息，对研究器官长度上发生的所有压力事件的评估则揭示了有关局部运动所涉及的神经肌肉机制的更多信息[10]。此外，该系统不需要对压力数据进行操作或求和，因此能够确定在孤立的时间窗口内不太可能发生"平均"所导致的异常情况，并提供了一种简化和快速的，分析多个视觉角度的压力数据的方法。

总体而言，随着高分辨率测压技术的出现，压力传感器间的间距变得紧密，压力传感器的总体数量也有所增加。通过这些改进措施，更多的信息被获取，数据不会再丢失在传统导管的巨大间隙中，因为传统导管通常只有4～8个压力传感器，而且临近传感器之间相距3～5 cm。此外，这项新技术还提供了基于振幅、距离和时间的彩色地形图，描绘了一个沿长度和时间的连续动态压力变化；数据以一种简化的方式呈现，而不是在传统的压力测量中仅使用幅度信号的线性图。

随着时间的推移，最直观的可视化方式，在现今的测压检查中被广泛使用且接受。这种可视化（图4-2b）是通过旋转图形后获得的，可以使操作者从正上方俯视，其眼睛的方向与 y 轴平行。这样的话，压力轴（y 轴）就会被打破，而不再是三维的彩色轮廓，我们得到了一个更方便的二维表面，其中的压力由颜色表示。此时，传感器位置为 y 轴，时间为 x 轴[7]。这些新技术已经被证明在研究和临床中都非常有用，与传统测压方法相比，更能深入了解正常和异常的运动功能[11]。

尽管这些测量和分析方法最初用于食管，但它们也适用于胃肠道的其他部位。高分辨率肛门直肠测压技术（HRAM）于 2008 年提出，随后又提出了 3D 高清肛门直肠测压技术（HDAM），通过密集排列的导管传感器实现更精确的肛门直肠压力测量，从而提高我们对肛肠疾病的诊出率[12-14]。实际上，传统导管具有 4～8 个单向传感器，而 HRAM 或 HDAM 导管都具有多个压力传感器，这些传感器横跨整个肛管，并且放置于直肠腔内的球囊内有更多的近端传感器。因此，HRAM 和 HDAM 导管较传统导管提供了更好的括约肌压力分布的空间分辨率。不需通过拉出操作来让有限的传感器接触并记录更多的测量点位，这样可以使与运动相关的伪影最小化，并缩短检测时间（图4-3）。此外，即使在向上位移的情况下也可以发生收缩（例如在用力排便时），导管的空间

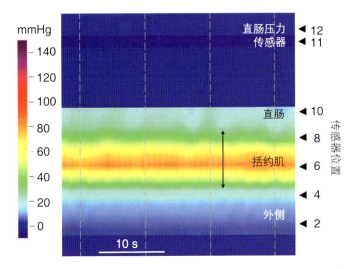

图 4-3　静息性肛门直肠运动功能。根据左边的彩色压量表，不同颜色对应不同压力值。y 轴表示压力传感器位置，x 轴表示时间

分辨率也会记录此类事件，从而提供更多信息。另外，现在还存在理论上可能性，可以对处于排便姿势的患者进行测试，以更符合生理学的方式获得新的见解。尽管高分辨率带来了诸多优势，但该方法仍存在一定的局限性，这些限制将在接下来的章节中详细展开讨论，以严格评估高分辨率肛门直肠测压技术或3D 高清肛门直肠测压技术与非高分辨率测压技术相比的临床效用增量。

参考文献

1. Clouse RE, Staiano A, Alrakawi A. Development of a topographic analysis system for manometric studies in the gastrointestinal tract. Gastrointest Endosc. 1998; 48(4): 395–401.

2. Clouse RE, Staiano A, Alrakawi A, Haroian L. Application of topographical methods to clinical esophageal manometry. Am J Gastroenterol. 2000; 95(10): 2720–2730.

3. Yadlapati R. High resolution manometry vs conventional line tracing for esophageal motility disorders. Gastroenterol Hepatol (N Y). 2017; 13(3): 176–178.

4. Clouse RE, Staiano A. Topography of the esophageal peristaltic pressure wave. Am J Phys. 1991; 261(4 Pt 1): G677–G684.

5. Gyawali CP. High resolution manometry: the Ray Clouse legacy. Neurogastroenterol Motil. 2012; 24(Suppl 1): 2–4. https://doi.org/10.1111/j.1365-2982.2011.01836.x.

6. Clouse RE, Prakash C. Topographic esophageal manometry: an emerging clinical and investigative approach. Dig Dis. 2000; 18(2): 64–74.

7. Conklin J, Pimentel M, Soffer EE. Color atlas of high resolution manometry. New York:

Springer; 2009. https://doi.org/10.1007/978-0-387-88295-6.

8. Dhawan I, O'Connell B, Patel A, Schey R, Parkman HP, Friedenberg F. Utility of esophageal high-resolution manometry in clinical practice: first, do HRM. Dig Dis Sci. 2018; 63(12): 3178–3186. https://doi.org/10.1007/s10620-018-5300-4.

9. Keller J. What is the impact of high-resolution manometry in the functional diagnostic workup of gastroesophageal reflux disease? Visc Med. 2018; 34(2): 101–108. https://doi.org/10.1159/000486883.

10. Gyawali CP, de Bortoli N, Clarke J, Marinelli C, Tolone S, Roman S, Savarino E. Indications and interpretation of esophageal function testing. Ann N Y Acad Sci. 2018; 1434(1): 239–253. https://doi.org/10.1111/nyas.13709.

11. Kahrilas PJ, Bredenoord AJ, Carlson DA, Pandolfino JE. Advances in management of esophageal motility disorders. Clin Gastroenterol Hepatol. 2018; 16(11): 1692–1700. https://doi.org/10.1016/j.cgh.2018.04.026.

12. Lee YY, Erdogan A, Rao SS. High resolution and high definition anorectal manometry and pressure topography: diagnostic advance or a new kid on the block? Curr Gastroenterol Rep. 2013; 15(12): 360. https://doi.org/10.1007/s11894-013-0360-2.

13. Lee TH, Bharucha AE. How to perform and interpret a high-resolution anorectal manometry test. J Neurogastroenterol Motil. 2016; 22(1): 46–59. https://doi.org/10.5056/jnm15168.

14. Jones MP, Post J, Crowell MD. High-resolution manometry in the evaluation of anorectal disorders: a simultaneous comparison with water-perfused manometry. Am J Gastroenterol. 2007; 102(4): 850–855.

（陶晓春　梁宏涛）

传统肛门直肠测压技术与高分辨率、高清晰度肛门直肠测压技术的差异

5

弗朗西斯科·托雷桑、丹尼尔·曼多莱西、塞巴斯蒂亚诺·邦文特雷和保罗·乌塞伊-萨塔

5.1 传统肛门直肠测压技术及其局限性

在过去的 20 年里，学者们开展了许多的研究，调查及讨论测压法在研究肛肠功能及功能障碍中所起到的作用。传统的肛门直肠测压技术（ARM）可以测量静态和动态状态下的肛管直肠压力，一向被认为在诊断和治疗肛门直肠疾病中有重要的检测价值。

ARM 作为最好的诊断工具，能够提供并直接评估肛门括约肌压力，以及当肛管收缩或拉伸时的直肠肛管反应。但遗憾的是，不同的研究实验室以不同的方式操作 ARM，并且报告结果的格式及结论也均有不同。

固态微传感器可靠性更高，但如果常规测试都使用，则价格过于昂贵，所以临床通常采用灌注导管。用 ARM 结合其他功能检测，就可以获得有关排便障碍（如功能性排便障碍和大便失禁等）肛肠病理、生理学相关的基本信息。

传统 ARM 的最大缺陷是设备和技术缺乏统一性：事实上，对于使用传统系统进行肛门直肠测压评估的最佳方法没有达成明确的共识[1]，由于不同实验室的"正常值"差异很大，对 ARM 结果的解读就变得困难[2]。此外，ARM 测量的大多数参数（例如肛管压力、感觉阈值等）不仅受性别和年龄的影响，还受所用规程的影响。

事实上，肛管直肠压力正常值区间很大程度上会根据性别和年龄而变化。一般来说，男性和年轻人群的压力值较高，但在健康受试者和患者之间存在着相当大的重叠，需要区分。此外，到目前为止，大多数研究都没有纳入大量的

健康受试者，因此不同实验室所使用的年龄和性别特异性正常范围是基于对小范围人群的观察得出的，可能需要在大样本上更好地标准化。由于这些原因，一些研究表明，肛门直肠压力测量（ARM）相比肛门指检，在患者管理方面可能只能提供很少的额外价值[3]。此外，ARM 相对耗时，且其可靠性取决于操作人员的经验。所有这些问题都限制了人们对其有用性的更广泛认识，因此也限制了其更大范围的推广。

在进行 ARM 检测时，要考虑到存在假阳性或假阴性结果的可能，因为患者体位及导管位置都会对结果产生影响，所以当使用水灌注测压装置时，要不时调整探头位置，减少误差。此外，盆底异常不能可靠地通过 ARM 检测出来，如盆底下降和肛管直肠黏膜内脱垂等，可能会影响结果。

尽管存在这些问题，但据报道，ARM 的可重复性很好。Hallan 等人[4]通过指诊和肛管直肠测压对 66 例的患者和正常人的肛门括约肌功能进行了评估。他们发现，指检基础评分与最大基础压之间存在良好的相关性（Spearman 秩相关系数 $rs = 0.56$，$P < 0.001$）。指检和测压评估均显示了广泛的括约肌功能区间，并且在患者组间存在相当大的重叠。另一项研究表明，2 天分别测量的静息压，其个体变异 ≤ 12%，表明 2 次评估之间具有良好的相关性[5]。

ARM 的定量测量包括静息压、反射功能（如直肠肛门抑制反射）和自主功能（如模拟排便时的挤压动作、肛门松弛和直肠肛管压力梯度）。自主功能的测量需要患者的积极配合，可能因患者对指令的理解而有所不同。最近的一项研究表明[6]，相比于仅进行"标准"指令，相同的患者若给予"强化"言语反馈，其最大收缩压、直肠内压力和排便动作期间的直肠肛管压力梯度均明显增加。这种言语的干预能够将 14/31（45%）的大便失禁患者和 12/39（31%）的功能性排便障碍患者的测压结果，从局部已验证存在"病态"变为"正常"（图 5-1）。事实上，在整个检测过程中都需要对这些指令进行有效的解释。

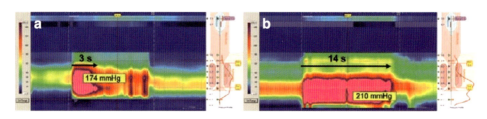

图 5-1　标准（a）与强化（b）指令及言语反馈下代表性的收缩压 HRAM 地形图
显示压力值增加且收缩维持时间延长（黑色箭头）[6]

5.1.1 括约肌静息压

静息压是肛管内括约肌（IAS）和肛管外括约肌（EAS）自然运动下的结果。肛管静息压在肛管纵向方位上并不均匀。传统 ARM 导管的单向传感器是有数量限制的，最多只有八个，因此通常不能同时测量整个肛管的压力。此外，静息压的测量也可能受到超慢波循环活动的影响[7]。

5.1.2 收缩压

收缩压测量的是外括约肌的自主收缩能力。女性的收缩压通常低于男性，而老年人的则比年轻人的低。由于 ARM 不能评估收缩的对称性，因此它不能用于识别耻骨直肠肌的收缩，因为耻骨直肠肌主要是在肛管直肠后侧产生收缩力，进而，也无法评估压力变化到底是由于外括约肌还是耻骨直肠肌损伤引起的。

5.1.3 排便动作

在模拟排便过程中，患者被要求排出测压探头，通常为空球囊，较少情况下球囊为少量充气状态。模拟排便过程中，压力变化的评估受限于记录导管的类型、直肠腔内气囊的扩张程度、体位、导管可能存在的位移以及患者的配合度，因为有些人认为实验时的排便动作使隐私部位外露，会因此感到尴尬。最后，在接受 ARM 检测的无症状健康人群中，约 20% 的人会表现出存在张力障碍特征的测压异常[8]。

5.1.4 直肠肛门抑制反射（RAIR）

通过给直肠内气囊充气的方式，使直肠快速扩张，从而引起肌间神经丛介导的内在反射，使肛门内括约肌（IAS）得以松弛。直肠快速扩张时缺乏固有反射是先天性巨结肠病的典型表现，因此 ARM 被认为是一种可靠的、微创的诊断这种疾病的技术。

对于获得性巨结肠患者，由于直肠球囊不能充分扩张直肠，因此 RAIR 可能缺失：在这种情况下，应该使用更高的充气体积来引发 RAIR，以区分获得性巨结肠病和先天性巨结肠病。

尽管 ARM 通常不能提供足够的信息来解释梗阻性症状持续存在的原因，

但它可以用于评估先天性巨结肠疾病术后症状的持续时间[9]。

5.1.5 直肠顺应性及感觉

评估直肠感觉包括测量能够唤起所谓的"第一感觉"的体积，以及随后的急迫感和最大耐受体积。ARM 导管配备的直肠球囊通常相对坚硬，而且在多次使用并清洁后，其硬度可能随时间而变化。因此，有时 ARM 测量的直肠顺应性和直肠感觉压力阈值不够可靠。特别是，只有使用配备长且无限顺应的聚乙烯袋的压力计才能可靠地评估直肠顺应性[10]。

5.1.5.1 传统直肠肛门测压技术与高分辨率直肠肛门测压技术比较

2D 高分辨率肛管直肠测压（HRAM）系统的引入，通过肛门括约肌上至少 10 个密集间隔的压力传感器获取测量值，消除了拖拽程序的步骤，可保持导管位置稳定并为操作者提供了视觉反馈。无论 HRAM 还是 3D 高分辨率肛管直肠测压系统（HDAM）在检查过程中都提供了一种标准化的技术，使用相同的参数对每位患者进行评估。但不幸的是，由于缺乏可靠的正常值来保证报告的同质性，使报告结果易于对比，我们仍然没有建立 HRAM/HDAM 的"芝加哥分类"。

Jones 等人[11] 报道，HRAM 值与水灌注测压测量高度相关。在 29 例患者中，同时记录了静息压、收缩压和舒张压，显示两种方法显著相关，尽管 HRAM 记录的肛门括约肌压力往往高于传统水灌注测压系统记录的压力。此外，HRAM 提供了更大的腔内压力分辨率。

Ambartsumyan 等人对 30 名便秘儿童的研究表明，与 ARM 相比，HDAM 可以区分肛管内压力组成各部分的具体贡献[12]。此外，HDAM 可以更好地检测到肛管内压力的正常不对称性，括约肌近端后部和远端前部的压力较高。

近期，一项对 14 例患者进行的研究[13] 表明，ARM 和 HRAM 在测量静息压和收缩压方面作用相似。结果表明，HRAM 的测量时间明显短于常规水灌注 ARM 的测量时间。此外，一些证据支持这一假设：即传统 ARM 不能发现的盆底异常，可通过 HRAM 检测到。

5.1.5.2 HDAM 与 HRAM 的比较

HDAM 采用由 256 个压力传感器组成的刚性探头，排列在 16×16 网格中（即 16 排，间隔 4 mm，每排包含 16 个周向定向传感器，间隔 2.1 mm），其有效测量面积为 6.4 cm。该技术比 HRAM 更精确地定义了解剖学的肛门形态。

压力测量数据通过专用软件进行线性插值处理，该软件显示了肛管的二维或三维圆柱形地形模型，并且可以从各个方位旋转观看。

Raja 等人[14]研究了 231 例连续患者，以探讨 HDAM 与 HRAM 的诊断价值。由两位研究者采用盲法，对 2012 年 4 月至 2013 年 10 月进行的 HDAM 和 HRAM 研究进行鉴定和重新解读。遇到分歧时由第三名研究者处理。报道了耻骨直肠肌（PR）可视化，肛管局灶性缺损和协同失调。使用 HDAM 时，81% 的 PR 功能可在静息时显像，97% 的 PR 功能在收缩时显像，73% 的 PR 功能在努挣时显像。与便秘患者相比，便失禁患者在静息时观察到 PR 的频率更低（68% 对 85%，$P = 0.007$）。在便失禁患者中，局部缺损的识别频率是便秘患者的 2 倍（19% 对 10%，$P = 0.113$）。在 HDAM 上可有 29 个缺损显像（86% 发生于前侧）。HRAM 和 HDAM 在 PR 功能评价上的一致性相当（$\kappa = 0.471$），但在局部缺损评价上的一致性一般（$\kappa = 0.304$）。（图 5-2、图 5-3）。这项研究表明，HDAM 提供了关于直肠结构和功能的额外信息，而这些信息是无法仅通过 HRAM 分析检测到的。

5.2 HRAM/HDAM 的临床意义

到目前为止，HRAM 和 HDAM 的主要适应证与常规 ARM 相同，如大便失禁、慢性便秘、先天性巨结肠等的诊断性检查。它们也可用于改善盆腔康复训练的结果，在治疗前评估患者和（或）在康复课程完成时再客观评估患者。

5.2.1 大便失禁

大便失禁被定义为至少 3 个月及以上时间内反复出现不可控的肛门口粪便溢出。据报道，5%～10% 的普通人群会出现类似病症，其影响生活质量，并可能需手术干预[15, 16]。

人们普遍认为肛门括约肌自制是防止直肠内容物渗漏的最重要屏障[17]。

最近的研究表明，ARM 和 HDAM 检测结果显示，大便失禁患者群体的肛管静息压和收缩压数值均低于正常人群。

Mion 等人针对健康无症状对照组、便失禁患者组及慢性便秘患者组（CC），这 3 组受试人员开展了一项前瞻性多中心研究，以评估 HDAM 如何将便失禁患者及慢性便秘患者与无症状受试者区分开来。收缩压（ROC 曲线

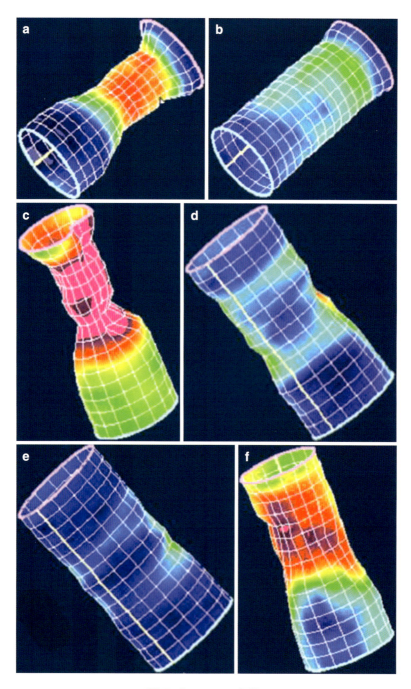

图 5-2　HDAM 图像

静息状态下耻骨直肠肌张力正常（a）和缺失（b）。收缩（c）及努挣时耻骨直肠肌张力的局部缺失（d）。正常压力下（e）和受压下的矛盾收缩（f）[14]

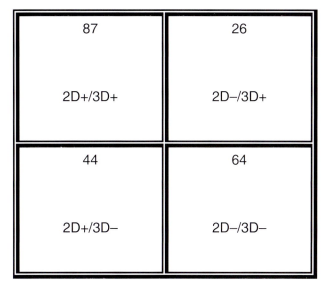

图 5-3 2 × 2 协同功能障碍二维与三维诊断一致性表

通过二维和三维分析，+ 号表示存在协同作用障碍[14]

下面积为 0.786）和最大收缩压（ROC 曲线下面积为 0.777）[18]，是区分大便失禁患者和无症状女性人群的 2 个最重要的判别变量。3 组人群的推压试验结果是相似的，但女性便失禁患者的肛管压力最低值明显较低。与无症状及女性慢性便秘患者相比，女性便失禁患者的直肠持续便感和最大耐受性显著降低。

通过对 24 例无症状健康受试者和 24 例伴有便失禁症状的患者进行了HDAM 分析，该作者开发并评估了一个稳健的预测模型，使用线性判别、二次判别和 logistic 回归分析等来区分大便失禁患者和对照组。显示大便失禁严重程度指数评分与肛管低静息压（$r = 0.34$）和肛管最大收缩压（$r = 0.28$）相关。结合压力值、肛门括约肌面积和反射对称值，对大便失禁患者和对照组进行区分，准确度较高（AUC：0.96）[13]。由于肛管压力沿其长度和周长并不对称[19]，HDAM 能够更好地检测肛管压力的长度和不对称性[20-22]，因此特别适合研究大便失禁患者。

最后，在最近一项针对健康女性和女性大便失禁患者的研究中显示，与ARM 测量所得的收缩压相比，使用新开发的参数 HRAM 收缩压积分对肛门低收缩能力的患者群体，可将检测灵敏度从 32% 提高到 55%[23]。

5.2.2   慢性便秘

慢性便秘是一种多症状、多因素的疾病，发生比例占总人口的 15%～20%。最常提到的特征是排便困难、大便量少或排便不尽，便质呈块状或质硬，自感肛门直肠梗阻或阻塞，以及需手助排便[24]。

报道显示同等数量的慢性便秘和肠易激综合征合并便秘的患者均有功能性排便障碍（FDD）的症状[25, 26]，其特征是在试图排便时盆底肌肉的矛盾收缩或松弛不足和（或）推进力不足[27]。从临床角度来看，FDD 通常与过度紧张、排便不尽感和手助排便等相关[28]。然而，FDD 患者的症状并不一致[29, 30]。因此，FDD 的诊断标准有赖于临床症状及生理测试。事实上，如需确诊 FDD，在罗马Ⅳ诊断标准中需要满足至少以下 2 项检查符合排便障碍的特征：肛门直肠测压、球囊排出试验、钡剂显影或磁共振（MR）、排便造影和肛门表面肌电图[27]。

FDD 的压力测量标准包括在模拟排空时肛门松弛障碍，直肠压力增压受限，肛管直肠梯度为负（即直肠压低于肛管压）。然而，Mion 等人[18]观察到，许多无症状的健康人在排空的过程中肛管直肠梯度为负，这可能是由于受试者在检测过程中处于左侧卧位。此外，与正常排便不同，在肛门直肠测压中，直肠扩张引起排便冲动之前并没有与肛门松弛相关的正常排便前运动模式。此外，患者可能不完全理解测试过程中的说明，也可能不热衷于完成任务[6, 31, 32]。

从压力测量的角度来看，FDD 患者表现出以下 4 种异常排便模式之一[29]（图 5-4）。

类型一：患者可以产生足够的推进力（直肠内压升高 ≥ 40 mmHg），同时肛门括约肌压力反而升高。

类型二：患者不仅不能产生足够的推进力还伴有反常的肛管收缩。

类型三：患者能产生足够的推进力，但肛门括约肌没有松弛或松弛不充分（ ≤ 20% ）。

类型四：患者不仅不能产生足够的推进力，同时还伴有肛门括约肌松弛缺失或不充分（ ≤ 20% ）。

Ratuappli 等人采用 HRAM 对 62 名健康女性和 295 名慢性便秘患者进行了分析，确定了 3 种表型（肛管高压型、直肠低压型和混合型），以 75% 的敏感性和 75% 的特异性区分出球囊排出时间正常和异常的患者，简化了之前 Rao 的分类方法[30]（图 5-5）。

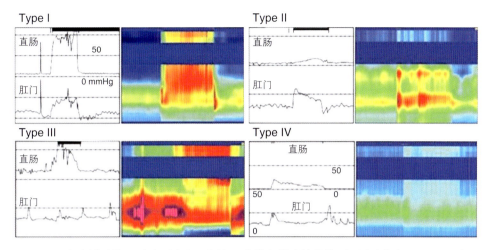

图 5-4 文中描述的 4 种类型（Ⅰ～Ⅳ）异常排便模式的传统测压法（线）和 HRAM（彩色地形图）显示图示[29]

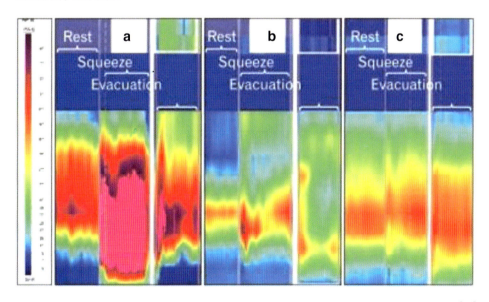

图 5-5 基于主成分分析的 3 种排便亚型:（a）肛管高压型;（b）混合型;（c）直肠低压型[30]

　　然而，关于使用肛门直肠测压法诊断 FDD，以及其对 FDD 的诊断能力，包括对临床表型的诊断能力等都存在一些疑惑。事实上，负肛管直肠压力梯度作为 FDD 的确诊标准，其有效性尚不清楚，因为梯度值在健康受试者和不论是否存在 FDD 的便秘患者中有很大的重叠[33-35]。

　　另一个有趣的争议点是关于 HRAM/HDAM 对功能性和结构性异常进行鉴

别诊断的潜在应用。共对 188 位连续的梗阻型便秘患者进行了全面的 HRAM 和 MR 排粪造影检查。在 MR 影像上，与协同功能障碍患者相比，直肠前突和直肠脱垂等结构性病理患者的 HRAM 静息压和收缩压较低，但直肠肛管压力梯度较高。HRAM 对协同功能障碍诊断的准确率为 82%，而 MR 为 77%。观察者间的意见一致性对于 HRAM 诊断意义重大。如果这些数据得到进一步证实，那么这些测压模式可能在识别需要进行排粪造影研究的患者上发挥预测作用[36]。

5.2.3　先天性巨结肠病

先天性巨结肠病的特征是直肠活检显示肌间和黏膜下神经丛中没有神经节细胞。

RAIR 的缺失被认为是该病的一个病理特征。RAIR 的缺失可以通过内括约肌中多突触中间神经元和氮能抑制神经元的异常来解释[37]。

确诊需要结合临床症状、钡剂灌肠、肛管直肠测压、钙结合蛋白或钙结合乙酰胆碱酯酶的活检染色结果等。

肛管直肠测压已被证实是一种可靠的微创诊断技术：对于临床怀疑有巨结肠病的患者，它是一种简单的筛查试验。其最重要的目的是鉴别诊断获得性巨结肠和先天性巨结肠病，特别是针对后者的超短型。

在婴儿和儿童中，RAIR 缺失对诊断先天性巨结肠病的敏感性为 91%，特异性为 94%[39]。这一诊断的准确度略低于直肠活检，但两者区别并不明显。当 RAIR 存在时，它就可以帮助排除先天性巨结肠病。

Tang 证实，HRAM 是一种有效且安全的新生儿巨结肠病诊断方法，其敏感性为 89%，特异性为 83%[40]。

Wu 等人对 24 名婴儿（8 名患有先天性巨结肠病，16 名无）进行了 ARM 评估，对 21 名婴儿（9 名患有先天性巨结肠病，12 名无）进行了 HRAM 评估。作者通过计算 HRAM 研究中压力截止值 < 10、< 15 和 < 20 mmHg（ASRI10、ASRI15 和 ASRI20）时的括约肌松弛积分（ASRI）来评估 RAIR 的充分性，并研究其诊断效用。他们得出结论，ASRI10 可能是婴儿 RAIR 达到充分性的指示性截止值。

许多先天性巨结肠病的患儿手术效果良好。然而，不幸的是，一些患者术后仍存在持续性肠功能障碍，如便秘和肠蠕动障碍。术后对患者进行肛管直肠测压评估，可提供肛管和直肠功能的详细信息。Demirbag 等人对术后的 18 例患儿进行了 ARM 评估，发现 14 例（77.7%）患儿 RAIR 缺失，4 例（22.2%）患儿 RAIR 异常。他们得出的结论是，大多数患者术后肠蠕动功能受损，但测压评估无法提供足够的信息来解释引发该症状的原因。希望新的 HRAM/HDAM 技术将有助于解决这一重要问题[9]。

5.2.4　盆底康复

盆底训练常被推荐用于治疗排便障碍。然而，缺乏患者的主动选择和缺乏同质性的康复方法和方案时，不仅对训练结果无益，还给评估结果带来困难[42]。

Jodorkovsky 等人回顾性分析了 203 例先前接受 HRAM 的患者，在这些患者中，测压结果被用于作为推荐生物反馈的治疗策略。119 例（58%）患者（80 例慢性便秘，27 例便失禁，9 例慢性便秘合并便失禁，3 例肛门直肠痛）最终被推荐进行生物反馈治疗，其中只有 51 例实际接受了治疗。51 人中有 38 人接受了至少 5 次生物反馈治疗，66% 的患者在现实生活中获得受益[43]。

Soubra 等人对 25 名准备行生物反馈治疗的患者进行了 HRAM，这些患者之前通过 ARM 诊断为排便失调。HRAM 测得的压力值往往高于传统 ARM 测得。虽然对于协同障碍的诊断有较高的一致性，但对于模式类型的相关性较低。基于这些原因，作者认为在转换使用 HRAM[44] 的中心应采用新的压力数值诊断标准。

5.3　HRAM/HDAM：潜力和前景

HRAM 和 HDAM 提供了使用标准化技术进行检测的可能性。此外，最近针对 HRAM 和 HDAM 已研发了新的参数参考值，并正考虑在未来的临床实践中引入。

毫无疑问，与传统 ARM 相比，HRAM/HDAM 最重要的作用是可以更好地研究和理解括约肌的功能解剖，因为肛管内压力的分布和在其轴向和周向平面上可能存在的不对称性都被清楚地显示出来[45]。

Rezaie 等人同时对 39 例患者开展了肛内超声（EUS）和 HDAM 检测。EUS 是检测肛门括约肌缺损和 HDAM 的金标准。由于缺乏 HDAM 对括约肌缺损进行分类的标准方案，他们将括约肌缺损定义为肛管处于静息状态下出现低于 25 mmHg 的压力值，且涉及范围超肛门周长的至少 18°（图 5-6）[46]。

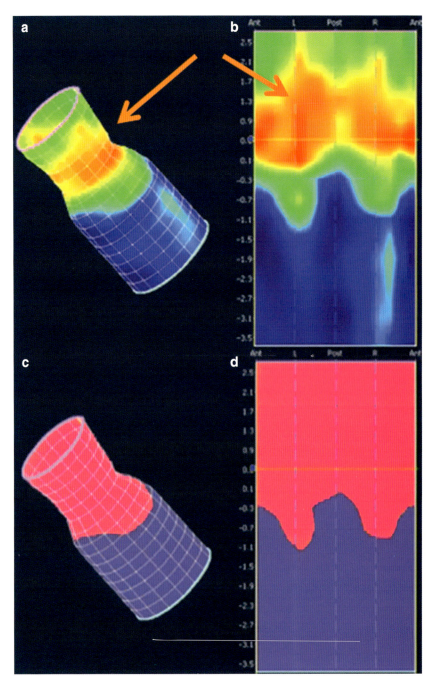

图 5-6 使用 HDAM 检测括约肌缺损。前侧缺损时静息压图示（a,b）。当最小值和最大值分别设置为 24 和 25 mmHg（橙色箭头）时,缺损变得更加明显（c,d）。使用这种技术,通过将橙色箭头的长度除以肛管周长，可计算出缺陷的范围为 149°[46]

该方法的敏感性、特异性和阴性预测值分别为 74%、75% 和 92%，但阳性预测值仅为 43%。值得注意的是 92% 的阴性预测值表明 HDAM 可能有助于排除是否为括约肌缺损，以更好地建议有需要的患者进行 EUS 检测。

如 Ratuapli 等人对 62 名健康女性和 295 名患功能性排便障碍（FDD）女性进行研究后的结果所示，HRAM 还可以为功能性排便障碍提供一种新的分类方式。他们证明了 3 种表型，其特征为：① 静息和排便时的肛管高压力值（肛管高压型）；② 单独的直肠低压力值（直肠低压型）；③ 排便时直肠压力低但肛管松弛功能障碍（混合型），以此区分正常和异常延长气囊排出时间（BET）的患者[30]。

HDAM 还可以为耻骨直肠肌的矛盾收缩提供新的线索，Xu 等人[47] 评估了 71 名健康成人和 79 名存在耻骨直肠肌综合征（PPS）患者。他们发现，健康成人的肛管直肠近端环壁处压力较高，而 PPS 患者在模拟排便过程中则表现相反，肛管直肠近端环壁处压力较低。在正常成人中没有在肛管直肠远端后壁出现典型的高压区（呈靴形）。

因此，与 ARM 不同的是，HDAM 在 PPS 的诊断中可能与排粪造影及肌电图一样重要。

此外，HDAM 能够提供关于肛管直肠结构和功能的额外信息，这是仅进行二维分析无法获得的，如 Raja 等人所示，他们发现便失禁患者比便秘患者更常在静止状态下缺少耻骨直肠肌张力。此外，通过对三维图像的分析还可以识别出 29 个二维分析无法发现的病灶缺失[14]。

近年来出现了一些新的 HRAM 和 HDAM 参数，包括肛管收缩积分（ACI）、收缩后压力（PSP）、肛管松弛状态下综合压力（aIRP）和肛管收缩时探头的滑动速度（SVAC）等，可用于区分排便障碍患者和健康人群。在一项涉及 40 名健康志愿者（28 名女性，中位年龄 35 岁）和 20 名排便障碍患者（12 名女性，中位年龄 46 岁）的研究中，排便障碍患者在上述各项参数上与健康志愿者相比显示出显著差异。到目前为止，这些参数是否能够明确区分正常受试者和患者还为时尚早，需要进一步的研究来验证[48]。

Pandolfino 等人在 2008 年提出了综合增压容积（integrated pressurized volume, IPV）的新概念，其计算方法是将振幅、距离和一定时间段相乘。这个新的参数，经过后续的验证研究之后，可以用来对肛管肌肉收缩力进行精确测量[49]。

Seo 等人确定了从直肠（距导管远端 6 cm）至肛门（距导管远端 1 cm）间距为 1 cm 的 5 个区域（图 5−7）。通过比较球囊扩张和非扩张时各部分的 IPV 及 IPV 比值，以确定最准确预测球囊排出试验结果的数值。结果表明，随着球囊膨胀，上 1 cm 部分的综合增压容积与下 4 cm 部分的综合增压容积之比（IPV14 比率）更能预测球囊排出时间。他们认为这些新的压力测量参数在预测球囊排出时间方面比基于沿肛管的某些信号点处的线性波的传统参数更有效[50]。

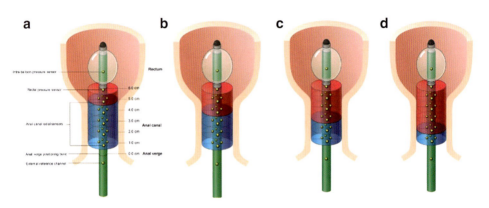

图 5−7　直肠至肛管的四类综合增压容积（IPV）（a—d）。（a）模拟从直肠（距导管远端 6 cm）到肛管上缘（距导管远端 5 cm）排空过程中获得的压力信号，该处被定义为肛门直肠上 1 cm 部分（红色）；而从肛管上缘（距导管远端 5 cm）到肛管远端缘（距导管远端 1 cm）被定义为肛门直肠下 4 cm 部分（蓝色）。上部 1 cm 与下部 4 cm 的比率可以认为是红色部分的体积与蓝色部分的体积之比。（b）上部 2 cm 的 IPVs（红色）和下部 3 cm 的 IPVs（蓝色）。（c）上部 3 cm 的 IPVs（红色）和下部 2 cm 的 IPVs（蓝色）。（d）上部 4 cm 的 IPVs（红色）和下部 1 cm 的 IPVs（蓝色）[50]

此外，虽然仍需更多大样本的研究，但 HRAM，尤其是 HDAM 可用于诊断结构性肛肠疾病，如会阴下降综合征和直肠肠套叠等[46]。

Vitton 等人对一名患有长期难治性便秘患者使用 HDAM，发现此类患者在尝试排便时肛门呈不完全松弛，提示盆底协同作用障碍，并且测压探头显示此时会阴下降 9 mm。排便后会阴又重新回归原水平位置，探头也没有移动[51]。在这批患者中，常规的排粪造影也显示从耻骨直肠肌水平有 9.2 mm 的会阴下降。

Benezech 等人随后对 19 例通过排粪造影确诊为会阴过度下降的女性患者中证实了第一个观察结果。他们认为，HDAM 可以诊断会阴过度下降，其可

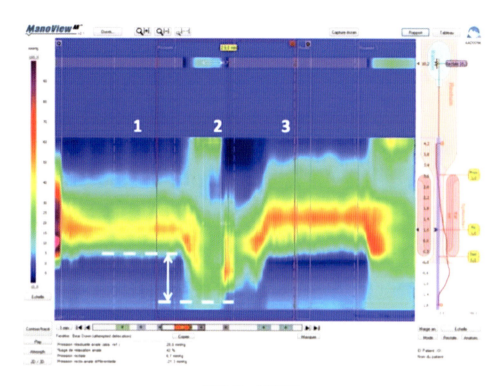

图 5-8 会阴下降

两条虚线之间的间距表示会阴下降的多少[52]

靠性与排粪造影相当[52]（图 5-8）。

同时，Heinrich 等人也支持 HRAM 可能有助于区分功能性或结构性原因导致的排便障碍这一观点。在他们的研究中，直肠内压力高于肛管狭窄高压带可能与直肠套叠有关[53]。

Benezech 等人[54]对 26 例直肠肠套叠患者进行 HDAM 检测显示，其中 21 例患者在模拟排便过程中直肠内压力高于肛管内狭窄高压带的压力，确诊为直肠肠套叠，就如 Heinrich 先前所描述的一样[53]。这个额外的高压区域位于 13 例患者的探针前侧上缘，6 例患者探针的后侧上缘，2 例患者探针的前后侧上缘。（图 5-9）。分析这些数据发现，Yuden 指数（0.69）最佳的诊断标准来自前侧附加高压区与会阴下降的相关性，其阳性预测率为 100%，阴性预测率为 61.9%，特异性为 100%，敏感性为 69.2%。

然而，到目前为止，排粪造影仍然是诊断直肠肠套叠的金标准，其结果与

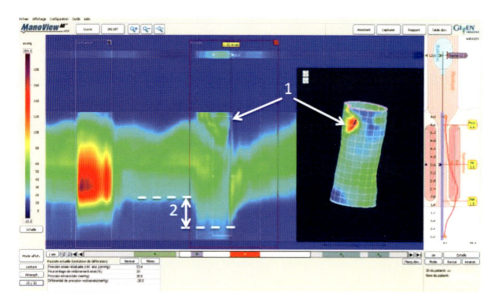

图 5-9 （1）直肠肠套叠是努挣时肛管内狭窄高压带上方的直肠内压力升高；（2）会阴过度下降[54]

HDAM 还必须与常规 X 线排粪造影和（或）MR 排粪造影的结果进行比较和综合[55,56]。

同样的，Prichard 等人[57]也比较了健康受试者和直肠脱垂患者的 HRAM 及 MR 排粪造影。直肠脱垂患者一般有 2 种表型，分别为静息和收缩时高（PC1）或低（PC2）肛管压力并伴有较高的直肠肛管压力（PC1）或较高的直肠肛管梯度（PC2）。PC1 和 PC2 分别解释了 48% 和 31% 的差额。PC1 与静息和收缩时较高的肛管压力以及排空时较高的直肠肛管压力相关。相反，PC2 与静息和收缩时肛管压力呈负相关；PC2 与排空时较大的直肠肛管压力梯度相关。在 logistic 模型中，经年龄调整的 PC1 评分在对照组和直肠脱垂组之间的区分准确率达 96%。

Brusciano 等人[58]利用 3D 直肠腔内超声（3D-EUS）和 HRAM 研究了由直肠内脱垂引起的出口梗阻型便秘（ODS）患者的直肠壁厚度（RWT）与直肠压力（RP）间的相关性。他们测量了 4 个直肠节段厚度（RWTs），引入了一个新的参数，即直肠壁总体积（TRWV）。他们发现，ODS 患者的 TRWV 明显低于健康志愿者（62.8% 为轻度损伤，28% 为重度损伤）。他们还发现，正如之前在其他研究中报道的那样，较低的直肠梯度与便秘症状有关[59,60]。

5.4 总结

总而言之，相比于 ARM，HRAM 和 HDAM 显示更直观，操作相对更简单。它们有望成为改进评估肛管和盆底功能异常的手段。事实上，它们帮助提高了对肛管直肠病理、生理学的理解，让解剖和功能之间关联得更精确。例如：更好地评估了用传统手段难以评估的肛管的自主活动。

新的 HRAM/HDAM 参考值的标准化可能需要一定的时间，但这也会提高运动和功能性肛肠疾病的诊断率。而为明确这一参考值标准，还需要大样本精心挑选的患者和具有不同年龄、性别、性别以及种族的健康受试者。

参考文献

1. Scott SM, Gladman MA. Manometric, sensorimotor, and neurophysiologic evaluation of anorectal function. Gastroenterol Clin N Am. 2008; 37(3): 511–538.

2. Carrington EV, Scott SM, Bharucha A, Mion F, Remes-Troche JM, Malcolm A, et al. Expert consensus document: advances in the evaluation of anorectal function. Nat Rev Gastroenterol Hepatol. 2018; 15(5): 309–323.

3. Lam TJ, Felt-Bersma RJ. Women with chronic constipation: clinical examination is more important than anorectal function testing. Ned Tijdschr Geneeskd. 2013; 157(8): A5665.

4. Hallan RI, Marzouk D, Waldron DJ, Womack NR, Williams NS. Comparison of digital and manometric assessment of anal sphincter function. Br J Surg. 1989; 76: 973–975.

5. Diamant NE, Kamm MA, Wald A, Whitehead WE. AGA technical review on anorectal testing techniques. Gastroenterology. 1999; 116(3): 735–760.

6. Heinrich H, Fruehauf H, Sauter M, Steingötter A, Fried M, Schwizer W, et al. The effect of standard compared to enhanced instruction and verbal feedback on anorectal manometry measurements. Neurogastroenterol Motil. 2013; 25(3): 230–237.

7. Basilisco G, Bharucha AE. High-resolution anorectal manometry: An expensive hobby or worth every penny? Neurogastroenterol Motil. 2017; 29(8): 13125.

8. Grossi U, Carrington EV, Bharucha AE, Horrocks EJ, Scott SM, Knowles CH. Diagnostic accuracy study of anorectal manometry for diagnosis of dyssynergic defecation. Gut. 2016; 65(3): 447–455.

9. Demirbag S, Tiryaki T, Purtuloglu T. Importance of anorectal manometry after definitive surgery for Hirschsprung's disease in children. Afr J Paediatr Surg. 2013; 10(1): 1–4.

10. Bajwa A, Thiruppathy K, Emmanuel A. The utility of conditioning sequences in barostat protocols for the measurements of rectal compliance. Color Dis. 2013; 15(6): 715–718.

11. Jones MP, Post J, Crowell MD. High-resolution manometry in the evaluation of anorectal disorders: a simultaneous comparison with water-perfused manometry. Am J Gastroenterol. 2007; 102(4): 850–855.

12. Ambartsumyan L, Rodriguez L, Morera C, Nurko S. Longitudinal and radial characteristics of intra-anal pressures in children using 3D high-definition anorectal manometry: new observations. Am J Gastroenterol. 2013; 108(12): 1918–1928.

13. Kang HR, Lee JE, Lee JS, Lee TH, Hong SJ, Kim JO, et al. Comparison of high-resolution anorectal manometry with water-perfused anorectal manometry. J Neurogastroenterol Motil. 2015; 21(1): 126–132.

14. Raja S, Okeke FC, Stein EM, Dhalla S, Nandwani M, Lynch KL, Gyawali CP, Clarke JO. Three-dimensional anorectal manometry enhances diagnostic gain by detecting sphincter defects and puborectalis pressure. Dig Dis Sci. 2017; 62(12): 3536–3541.

15. Damon H, Guye O, Seigneurin A, et al. Prevalence of anal incontinence in adults and impact on quality of life. Gastroenterol Clin Biol. 2006; 30: 37–43.

16. Bharucha AE, Dunivan G, Goode PS, et al. Epidemiology, pathophysiology, and classification of fecal incontinence: state of the science summary for the National Institute of Diabetes and Digestive and Kidney Diseases (NIDDK) workshop. Am J Gastroenterol. 2015; 110: 127–136.

17. Bharucha AE, Rao SS. An update on anorectal disorders for gastroenterologists. Gastroenterology. 2014; 146(1): 37–45.e2.

18. Mion F, Garros A, Brochard C, Vitton V, Ropert A, Bouvier M, et al. 3D high-definition anorectal manometry: values obtained in asymptomatic volunteers, fecal incontinence and chronic constipation. Results of a prospective multicenter study (NOMAD). Neurogastroenterol Motil. 2017; 29(8): 13049.

19. Bharucha AE, Fletcher JG, Harper CM, et al. Relationship between symptoms and disordered continence mechanisms in women with idiopathic faecal incontinence. Gut. 2005; 54: 546–555.

20. Whitehead WE, Borrud L, Goode PS, et al. Fecal incontinence in US adults: epidemiology and risk factors. Gastroenterology. 2009; 137(2): 512–517.

21. McHugh SM, Diamant NE. Anal canal pressure profile: a reappraisal as determined by rapid pullthrough technique. Gut. 1987; 28: 1234–1241.

22. Raizada V, Bhargava V, Karsten A, et al. Functional morphology of anal sphincter complex unveiled by high definition anal manometry and three dimensional ultrasound imaging. Neurogastroenterol Motil. 2011; 23(11): 1013–1019.

23. Carrington EV, Knowles CH, Grossi U, Scott SM. High-resolution anorectal manometry measures are more accurate than conventional measures in detecting anal hypocontractility in women with fecal incontinence. Clin Gastroenterol Hepatol. 2019; 17(3): 477–485.e9.

24. Higgins PD, Johanson JF. Epidemiology of constipation in North America: a systematic review. Am J Gastroenterol. 2004; 99(4): 750–759.

25. Bellini M, Gambaccini D, Salvadori S, Bocchini R, Pucciani F, Bove A, Alduini P, Battaglia E, Bassotti G. Different perception of chronic constipation between patients and gastroenterologists. Neurogastroenterol Motil. 2018; 30: e13336.

26. Bharucha AE, Dorn SD, Lembo A, Pressman A, American Gastroenterological Association. American gastroenterological association medical position statement on constipation. Gastroenterology. 2013; 144(1): 211–217.

27. Rao SS, Bharucha AE, Chiarioni G, Felt-Bersma R, Knowles C, Malcolm A, et al. Functional anorectal disorders. Gastroenterology. 2016; 150: 1430–1442.

28. Rao SSC, Tuteja AK, Vellema T, et al. Dyssynergic defecation: demographics, symptoms, stool patterns, and quality of life. J Clin Gastroenterol. 2004; 38: 680–685.

29. Lee YY, Erdogan A, Yu S, Dewitt A, Rao SSC. Anorectal manometry in defecatory disorders: a comparative analysis of high-resolution pressure topography and waveform manometry. J Neurogastroenterol Motil. 2018; 24(3): 460–468.

30. Ratuapli S, Bharucha AE, Noelting J, et al. Phenotypic identification and classification of functional defecatory disorders using high resolution anorectal manometry. Gastroenterology. 2013; 144: 314–322.

31. Duthie GS, Bartolo DC. Anismus: the cause of constipation? Results of investigation and treatment. World J Surg. 1992; 16(5): 831–835.

32. Dinning PG, Bampton PA, Andre J, Kennedy ML, Lubowski DZ, King DW, et al. Abnormal predefecatory colonic motor patterns define constipation in obstructed defecation. Gastroenterology. 2004; 127(1): 49–56.

33. Rao SS, Welcher KD, Leistikow JS. Obstructive defecation: a failure of rectoanal coordination. Am J Gastroenterol. 1998; 93: 1042–1050.

34. Ratuapli S, Bharucha AE, Harvey D, et al. Comparison of rectal balloon expulsion test in seated and left lateral positions. Neurogastroenterol Motil. 2013; 25(12): e813–e820.

35. Rao SS, Mudipalli RS, Stessman M, et al. Investigation of the utility of colorectal function tests and Rome II criteria in dyssynergic defecation (anismus). Neurogastroenterol Motil. 2004; 16: 589–596.

36. Heinrich H, Sauter M, Fox M, Weishaupt D, Halama M, Misselwitz B, et al. Assessment of obstructive defecation by high-resolution anorectal manometry compared with magnetic resonance defecography. Clin Gastroenterol Hepatol. 2015; 13(7): 1310–1317.

37. Matsufuji H, Yokoyama J. Neural control of the internal anal sphincter motility. J Smooth Muscle Res. 2003; 39(1–2): 11–20.

38. Musa ZA, Qasim BJ, Ghazi HF, Al Shaikhly AW. Diagnostic roles of calretinin in Hirschsprung disease: a comparison to neuron-specific enolase. Saudi J Gastroenterol. 2017; 23: 60–66.

39. De Lorijn F, Kremer LC, Reitsma JB, Benninga MA. Diagnostic tests in Hirschsprung disease: a systematic review. J Pediatr Gastroenterol Nutr. 2006; 42(5): 496–505.

40. Tang YF, Chen JG, An HJ, Jin P, Yang L, Dai ZF, et al. High-resolution anorectal manometry in newborns: normative values and diagnostic utility in Hirschsprung disease. Neurogastroenterol Motil. 2014; 26: 1565–1572.

41. Wu JF, Lu CH, Yang CH, Tsai IJ. Diagnostic role of anal sphincter relaxation integral in high-resolution anorectal manometry for Hirschsprung disease in infants. J Pediatr. 2018; 194: 136–141.e2.

42. Bocchini R, Chiarioni G, Corazziari E, Pucciani F, Torresan F, Alduini P, Bassotti G, Battaglia E, Ferrarini F, Galeazzi F, Londoni C, Rossitti P, Usai Satta P, Iona L, Marchi S, Milazzo G, Altomare DF, Barbera R, Bove A, Calcara C, D'Alba L, De Bona M, Goffredo F, Manfredi G, Naldini G, Neri MC, Turco L, La Torre F, D'Urso AP, Berni I, Balestri MA, Busin N, Boemo C, Bellini M. Pelvic floor rehabilitation for defecation disorders. Tech Coloproctol. 2019; 23(2): 101–115.

43. Jodorkovsky D, Macura KJ, Gearhart SL, Dunbar KB, Stein EM, Clarke JO. High-resolution anorectal manometry and dynamic pelvic magnetic resonance imaging are complementary technologies. J Gastroenterol Hepatol. 2015; 30(1): 71–74.

44. Soubra M, Go J, Valestin J, Schey RA. Comparison of standard anorectal manometry and high resolution manometry pattern in dyssynergic patients. J Gastroenterol Hepatol Res. 2014; 3:

1244–1247.

45. Raizada V, Bhargava V, Karsten A, et al. Functional morphology of anal sphincter complex unveiled by high definition anal manometry and three-dimensional ultrasound imaging. Neurogastroenterol Motil. 2011; 23(11): 1013–1019.

46. Rezaie A, Iriana S, Pimentel M, et al. Can three-dimensional high-resolution anorectal manometry detect anal sphincter defects in patients with faecal incontinence? Color Dis. 2016; 19(5): 468–475.

47. Xu C, Zhao R, Conklin JL, et al. Three-dimensional high-resolution anorectal manometry in the diagnosis of paradoxical puborectalis syndrome compared with healthy adults: a retrospective study in 79 cases. Eur J Gastroenterol Hepatol. 2014; 26(6): 621–629.

48. Remes-Troche JM, Roesch FB, Azamar-Jacome A. topography and characterization of anal ultraslow waves (AUSWs) in patients with proctalgia fugax. A study using high-definition anorectal manometry (HDM). Gastroenterology. 2012; 143(5 Suppl 1): 905.

49. Pandolfino JE, Ghosh SK, Rice J, Clarke JO, Kwaiatek MA, Hahrilas PJ. Classifying esophageal motility by pressure topography characteristics: a study of 400 patients and 75 controls. Am J Gastroenterol. 2008; 103: 1510–1518.

50. Seo M, Joo S, Jung KW, et al. A high-resolution anorectal manometry parameter based on integrated pressurized volume: a study based on 204 male patients with constipation and 26 controls. Neurogastroenterol Motil. 2018; 30(9): e13376.

51. Vitton V, Grimaud JC, Bouvier M. Three-dimension high-resolution anorectal manometry can precisely measure perineal descent. J Neurogastroenterol Motil. 2013; 19(2): 257–258.

52. Benezech A, Bouvier M, Grimaud JC, Baumstarck K, Vitton V. Three-dimensional high-resolution anorectal manometry and diagnosis of excessive perineal descent: a comparative pilot study with defaecography. Color Dis. 2014; 16(5): O170–O175.

53. Heinrich H, Sauter M, Fox M, Weishaupt D, Halama M, Misselwitz B, Buetikofer S, Reiner C, Fried M, Schwizer W, Fruehauf H. Assessment of obstructive defecation by high-resolution anorectal manometry compared with magnetic resonance defecography. Clin Gastroenterol Hepatol. 2015; 13(7): 1310–1317.

54. Benezech A, Cappiello M, Baumstarck K, Grimaud JC, Bouvier M, Vitton V. Rectal intussusception: can high resolution three-dimensional ano-rectal manometry compete with conventional defecography? Neurogastroenterol Motil. 2017; 29(4): 12978.

55. Remes Troche JM, Pérez Luna E, Reyes Huerta JU, et al. Development of new parameters to evaluate anorectal function using high-definition anorectal manometry (HDM). The anal contractile integrated (ACI), the post squeeze pressure (PSP), the anal integrated relaxation pressure (aIRP), and the sliding velocity in the anal canal (SVAC). Gastroenterology. 2013; 144(5): S365.

56. Jung KW, Joo S, Yang DH, et al. A novel high-resolution anorectal manometry parameter based on a three-dimensional integrated pressurized volume of a spatiotemporal plot, for predicting balloon expulsion in asymptomatic normal individuals. Neurogastroenterol Motil. 2014; 26(7): 937–949.

57. Prichard DO, Lee T, Parthasarathy G, Fletcher JG, Zinsmeister AR, Bharucha AE. High-resolution anorectal manometry for identifying defecatory disorders and rectal structural abnormalities in women. Clin Gastroenterol Hepatol. 2017; 15(3): 412–420.

58. Brusciano L, Tolone S, Limongelli P, Del Genio G, Messina F, Martellucci J, Volpe ML, Longo A, Docimo L. Anatomical and functional features of the internal rectal prolapse

with outlet obstruction determined with 3D endorectal ultrasonography and high-resolution anorectal manometry: an observational case-control study. Am J Gastroenterol. 2018; 113(8): 1247–1250.

59. Zani A, Eaton S, Morini F, Puri P, Rintala R, Heurn EV, et al. European Paediatric Surgeons' Association survey on the management of Hirschsprung disease. Eur J Pediatr Surg. 2017; 27: 96–101.

60. Noelting J, Ratuapli SK, Bharucha AE, Harvey DM, Ravi K, Zinsmeister AR. Normal values for high-resolution anorectal manometry in healthy women: effects of age and significance of rectoanal gradient. Am J Gastroenterol. 2012; 107(10): 1530–1536.

技术方面和设备

6

克劳迪奥·隆多尼、塞尔瓦托·托洛内、
安德里亚·潘切蒂、洛伦佐·贝尔塔尼

在肛门直肠测压中，通过压力传感器连接到采集系统的直肠内导管进行肛门和直肠压力的评估。一个专门的软件详细分析数据，显示记录的压力，并允许自动和手动分析[1-3]。

而较老的"非高分辨率"测压导管有 3～8 个单向传感器，高分辨率肛门直肠测压（HRAM）和高清肛门直肠测压（HDAM）的测压导管是由数个相互独立的压力传感器围绕在其周围形成。压力感应元件因系统而异。

（1）在美敦力公司（Yoqneam，以色列）生产的测压导管中包括 256 个压力传感器（ManoScan HD-AM 导管）或 12 个通道：每个通道包括 12 个径向压力传感器，共 144 个电子传感器（ManoScan HR-AM 导管）。

（2）Unissensor 测压导管（UniTip, Attikon，瑞士）由一个单向压力传感器组成，嵌入在含有硅凝胶[4]的软膜中。

（3）Sandhill 公司生产的导管在每一层有 4 个径向排列的传感器[5]。

（4）水灌注高分辨率导管（Mui Scientific，加拿大安大略省米西索加）也可使用。

表 6-1 对 HRAM 和非 HRAM 测压导管进行了比较。HRAM 和 HDAM 导管提供了连续、动态的肛管直肠压力时间和空间上的映射，使得数据解读更简单、更详细[6,7]。

表 6-1 HRAM 和 HDAM 测压导管与非高分辨率肛门直肠测压导管的定性比较

	HRAM 和 HDAM	非高分辨率
传感器数量	传感器数量多	传感器数量少，间隔宽
显示	颜色轮廓和线条图	线条图
技术	固定检查	拖出检查
准备	容易	更耗时
时间空间上的分辨率	好	有限
成本	高	低
导管耐久性	有限	好
寿命	有限	好

6.1 传统肛门直肠测压法

水灌注测压需要更多的准备、技术技能和训练。水灌注系统的动态性能比固体系统低几个数量级，这限制了它们在必须测量快速变化压力的地方的准确性（例如在咽 / 食管上括约肌）[4]。然而，在没有观察到压力快速变化的肛门直肠中，这并不是一个限制。

传统肛门直肠测压水灌注系统由以下部分组成（图 6-1）：

（1）多导记录仪。

（2）专用软件。

（3）灌注水泵。

（4）一次性或多次使用的四或八通道水灌注导管。

（5）压力传感器。

导管毛细管充满水，通过泵不断灌注（0.5～1 mL/min）；有必要定期检查灌注流量，计数每分钟的水滴数（20 滴 =1 mL）。在每个毛细管的出口处，有恒定数量的水以恒定速度流动。毛细管与压力传感器相连，压力传感器与多导记录仪相连[2,3]。

在毛细管出口处施加的压力被传递到毛细管内部的整个水柱，并通过压力

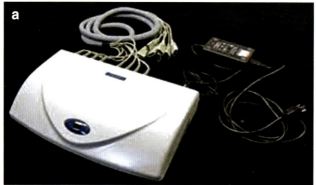

图6-1 （a）多导记录仪；（b）灌注水泵；（c）一次性或多次使用的四通道水灌注导管

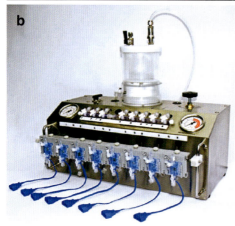

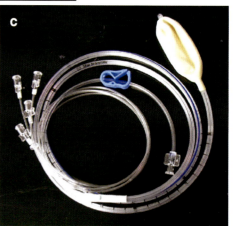

传感器转化为电信号。电信号被传送到记录仪，通过软件在电脑屏幕上显示出来。通过导管进行的压力测量以恒定的频率进行，因此得到的图形为 X 轴上的时间波，Y 轴上的压力值（图6-2）[2,3]。

导管配置可根据通道的数量（4 个、6 个或 8 个）及其空间排列而不同，比如：

（1）放射型。

（2）螺旋型。

（3）混合型。

通常使用无乳胶材料的一次性导管。

虽然该操作没有特别的困难，但需要考虑一些可能影响测压质量的技术方面的重要问题：

· 无论哪种导管配置，压力测量都是单向的：仅在水从毛细管流出的地方

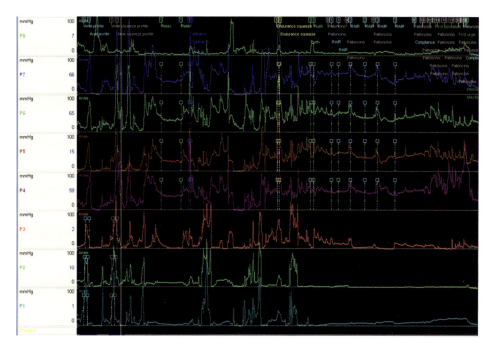

图 6-2 传统肛门直肠测压的图示

X 轴为时间，Y 轴为压力值（Laborie-Software）

评估压力；目前还没有其他地方的压力信息。

- 由气动泵产生的所有通道内水的灌注量必须是恒定且相等的。

- 必须在 2 个不同水平上校准导管，将导管放在诊察台的水平处，先低水平，然后高水平（高水平高于低水平 50 cm）。

- 为了避免错误的压力值，在所有操作过程中保持导管在同一水平是极其重要的（低校准水平：0 mmHg）。

- 在压力测试的不同阶段，需要手动或使用由软件控制的机械提取器将导管移动到肛管内。

6.2 高分辨率水灌注测压（HRWPM）

HRAM 灌注系统的工作方式与上述传统系统类似，除了导管通道数量的增加（最多 24 个）[1,8,9]。

显然，记录仪和软件必须能够处理越来越多的通道，因此，也就有了越来越多的信息。

导管采用生物相容性塑料材料制成，可一次性使用，也可多次使用（高压灭菌后一般允许使用 50 次）。

通道数量的增加提供了更详细的直肠和肛门压力，从而获得更准确的检查。

关键的一点是需要保持所有通道的持续灌注，这比传统的 ARM 更有必要。在开始检查之前，操作员经常需要花一些时间来执行设置（例如，验证所有的传感器都正确连接，所有通道都正常工作）。HRWPM 还要求导管和采集系统放置在同一水平。

与传统的水灌注 ARM 相比，增加的通道数量使导管在检查过程中保持在原位，无需改变其位置，这加快了检查的完成。该软件可以通过线性轨迹和等高线图来显示压力（图 6-3）。

最后一种可视化是典型的高分辨率测压检查，通过即时理解的等压色表示，可以连续地表示压力[1, 8, 9]。

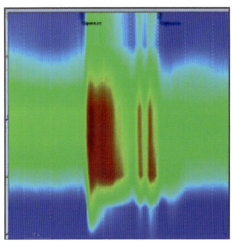

图 6-3　高分辨率水灌注测压图示，等压色表示的等高线图

在图的右侧，有一个通道数量增加的导管（Laborie–MMS 来源）

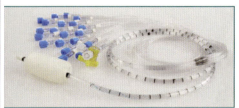

6.3　固态高分辨率测压法

使用固态导管的高分辨率肛门直肠测压系统需要满足以下要求：

（1）采集模块。

（2）专用软件。

（3）固态多用途导管（电子压力传感器）。

（4）一次性气囊。

在这种情况下，压力传感器集成到导管中；它们是电子传感器，可以根据压力的变化相应地改变电信号的强度。

与灌注系统不同，用这种方法记录的压力不受传感器和采集系统之间相互位置的影响。

市面上有几种固态肛肠导管，它们的通道数量、压力传感器的数量和方向各不相同。

美敦力 Given Imaging 公司的 HRAM 系统的固态导管有 2 个版本（Manoscan AR 导管），外径为 4.2 mm。常规探头（AAN）沿肛管有 10 个通道，每个通道间隔 6 mm，直肠气囊内有 2 个通道：每个通道放置 12 个电子传感器（图 6-4a）。小探头（APN）沿肛管有 7 个通道，直肠气囊有 3 个通道：每个通道放置 12 个电子传感器。制造商推荐使用不含乳胶的直肠气囊，长度为 3.3 cm，最大容量为 400 mL。事实上，本文中引用的所有 HRAM 导管制造商推荐的直肠气囊尺寸相似。

对于 Sandhill HRAM 系统，固态系统的探头有 8 个方向传感器（外径 4 mm；Sandhill Scientific, Denver, CO, USA）。最近端的传感器放置在直肠气囊（不含乳胶；最大容量 400 mL）。在它的远端有一个直肠传感器，然后是 5 个肛门传感器，每个间隔 10 mm；外部参考压力传感器位于肛缘外 1 cm（图 6-4b）。括约肌压力是由肛门感受器记录的压力平均值[6]。

Unissensor HRAM 系统有一个 12 Fr 探头（4 mm；UniTip, unissensor, 瑞士）（图 6-4c），配有 8 个压力传感器。6 个传感器，彼此等距，跨度 5 cm。然后在最大容量为 400 mL 的非乳胶气囊内放置一个传感器，距离其他传感器近 2.5 cm；在最后一个肛门传感器外 2 cm 处放置一个远端传感器，作为外部参考[10]。

根据市场上不同类型的导管，可以有多达 144 个径向布置的压力传感器，以进行精确和详细的压力测量。

由肛门括约肌产生的整个高压区域通过等高线图表示被可视化。在操作的每个阶段都可以看到括约肌的压力分布：静息状态，挤压和扩张时，以及当气囊逐渐充气时。

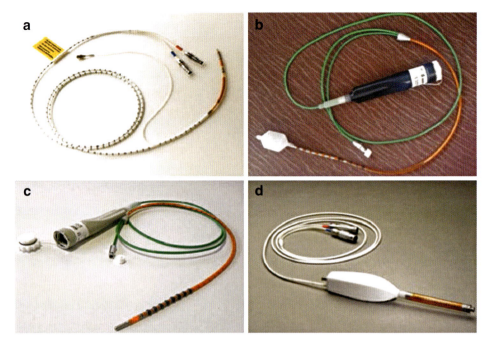

图 6-4 （a）美敦力 Given Imaging 公司的 HRAM 的导管；（b）Sandhill HRAM 导管；（c）UnisensorHRAM 导管；（d）可多次使用的固态高清 3D 导管

在操作过程中不需要移动导管：在数据采集过程中可通过修改屏幕上的测量标记，在分析过程中"监测"括约肌的运动。

软件中的 eSleeve 选项可将肛管纵向范围内测得的压力记录为单一值。在静息状态下，在挤压和直肠扩张期间，eSleeve 识别肛门传感器在每个时间点记录所有压力中的最高压力值。eSleeve 值用于计算这些操作期间 20 s 内的平均和最大肛门静息压以及最大收缩压。

6.4　高清 3D 固态测压（HDAM）

HDAM 需要满足以下要求：

（1）采集模块。

（2）专用软件。

（3）固态多用途导管（电子压力传感器）（图 6-4d）。

（4）带末端气囊的一次性使用护套。

HDAM 探头有 256 个环绕的压力传感元件，排列成 16 行。每个传感器与其他传感器轴向间隔 4 mm，径向间隔 2 mm。探头长 6.4 cm，直径 10.75 mm。使用一次性护套是必要的（图 6-5）：它的顶端有一个由非乳胶热塑性塑料制成的气囊，最大容量为 400 mL。这个气囊必须通过 Luer 锁紧接口连接固定在探头上。该探头比其他 HRAM 探头更大、更硬，但它只能显示由单个传感器在沿周长方向上记录的压力[10]。在手柄上有一个必要的标记，以正确地将探头放置在直肠内（肛管后壁）。

必须在校准室中校准探头，将探头归零到大气压，并设置压力为 300 mmHg。

该技术可以测量并可视化 360° 的肛管压力分布（通过专用软件），从而获得肠道的 3D 视觉（图 6-6）[10, 11]。

在操作过程中，HDAM-3D 探头保持静止，括约肌在检查不同阶段可能的运动时，可以在分析期间通过修改屏幕上标记的位置来校正。该软件配备了一个名为 eSleeve（electronic sleeve）的工具[10]。

在图 6-6 中，eSleeve 由图像右侧可见的 2 个橙色点表示。

在操作的准备阶段，HRAM 和 HDAM 的优点是很明显的：因为不需要灌注，所以不需要验证所有灌注通道的运行。

另外，必须考虑每次操作后消毒导管所花费的时间；需要对导管进行高强度的消毒。

由于固态导管的灵敏度比相应的灌注导管大得多，采集方法也发生了变化，因此需要对方法和正常值制定标准化方案[10-12]。

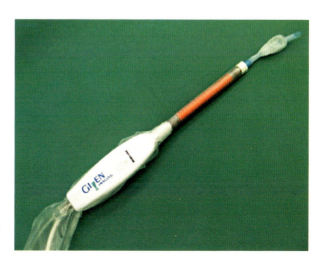

图 6-5 Medtronic 用于 3D 导管的一次性护套与末端球囊

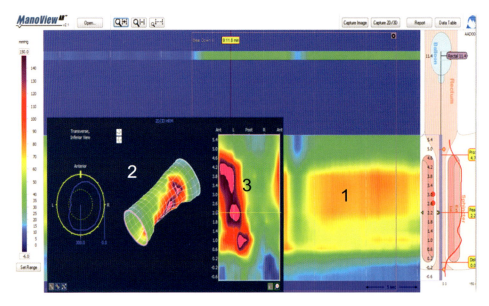

图6-6　HDMA 图形

（1）经典等高线图可视化，其中显示的压力值对应由 16 个传感器组成的每个单环的平均值；（2）圆柱体上代表导管的 256 个传感器的压力值。圆柱体上可见的每个矩形网格对应一个压力传感器。圆柱体上更明显的纵向白线表示前部；（3）圆柱体正面开放视图：该模式可清晰显示肛门括约肌内部的压力分布；因此，可以区分 4 个象限，并且还可以获得与远端边缘距离的信息

参考文献

1. Jones MP, Post J. High-resolution manometry in the evaluation of anorectal disorders: a simultaneous comparison with water-perfused manometry. Am J Gastroenterol. 2007; 102: 850–855.

2. Jorge JM, Wexner SD. Anorectal manometry: techniques and clinical applications. South Med J. 1993; 86: 924–931.

3. Diamant NE, Kamm MA, Wald A, Whitehead WE. AGA technical review on anorectal testing techniques. Gastroenterology. 1999; 116: 735–760.

4. Carrington EV, Brokjaer A, Craven H, et al. Traditional measures of normal anal sphincter function using high-resolution anorectal manometry (HRAM) in 115 healthy volunteers. Neurogastroenterol Motil. 2014; 26: 625–635.

5. Jung KW, Joo S, Yang DH, et al. A novel high-resolution anorectal manometry parameter based on a three-dimensional integrated pressurized volume of a spatiotemporal plot, for predicting balloon expulsion in asymptomatic normal individuals. Neurogastroenterol Motil. 2014; 26: 937–949.

6. Jones MP, Post J, Crowell MD. High-resolution manometry in the evaluation of anorectal

disorders: a simultaneous comparison with water-perfused manometry. Am J Gastroenterol. 2007; 102: 850–855.

7. Lee YY, Erdogan A, Rao SS. High resolution and high definition anorectal manometry and pressure topography: diagnostic advance or a new kid on the block? Curr Gastroenterol Rep. 2013; 15: 360.

8. Kang HR, Lee JE, Lee JS, et al. Comparison of high-resolution anorectal manometry with water-perfused anorectal manometry. J Neurogastroenterol Motil. 2015; 21: 126–132.

9. Kang HR, Lee J-E. Comparison of high-resolution anorectal manometry with water-perfused anorectal manometry. J Neurogastroenterol Motil. 2015; 21: 126–132.

10. Lee TH, Bharucha AE. How to perform and interpret a high-resolution anorectal manometry test. J Neurogastroenterol Motil. 2016; 22: 46–59.

11. Bredenoord AJ, Hebbard GS. Technical aspects of clinical high-resolution manometry studies. Neurogastroenterol Motil. 2012; 24(suppl 1): 5–10.

12. Li Y, Yang X. Normal values and pressure morphology for three-dimensional high-resolution anorectal manometry of asymptomatic adults: a study in 110 subjects. Int J Color Dis. 2013; 28: 1161–1168.

运行，分析和解释 HRAM 和 HDAM 记录

7

埃达·巴塔利亚、露西娅·达尔巴、安东尼拉·拉布罗卡、弗朗切斯科·托雷桑

7.1 运行 HRAM 和 HDAM

肛门直肠测压是评估肛门括约肌功能和肛门直肠协调性最广泛的测试方法[1]。然而，记录设备和方法仍未标准化，这可能会严重影响结果的判读[2]。过去 10 年见证了高分辨率测压（HRM）的发展，其关键改进包括：密集间隔的微传感器数量的增加大大提高了空间分辨率，提高了测量环状面上压力变化的能力，在相邻微传感器之间进行软件开发，提供了关于不同时间和位置腔内压力的详细地形图。初步的可行性研究显示 HRM 与常规水灌注测压这两种方法显著相关，HRM 提供了更高的肛管内压力环境分辨率[3]。

在试验操作中，通过可视化的能力识别肛门直肠这个动态结构，可以直观地、更好地理解肛肠正常生理，并增强我们对排便功能障碍发病机制的理解[4]。

HRAM 用水灌注或固态导管进行。水灌注测压需要更多的准备、技术和培训。水灌注系统的动态性能比固态系统的动态性能低几个数量级，这降低了测量快速变化压力时的准确性[5]。

使用 HRAM 的主要挑战之一是为公认的肛门括约肌功能测量建立足够规模的新的规范数据集，促进该技术的标准化，促使结果能在各机构之间传递；这个问题在实践过程中困扰着我们[2]。

本章的目的是对文献的碎片数据进行批判性分析，并描述作者共享的方案。

7.1.1 操作步骤

第 6 章从临床评估开始详细介绍了使用肛门直肠高分辨率测压系统的操作过程。

国际肛门直肠生理学工作组中瑞士、英国和美国从事 ARM 的从业者收集了一份评估 ARM 研究方法和说明的问卷。

肛门直肠测压是诊断大便失禁、便秘及各种肛肠疾病的三级检查。在测压前，必须详细记录病史（包括慢性疾病、既往手术史、产科创伤、性虐待、排便习惯、是否进行肛门闭锁术和（或）使用肛门扩张器、内科全身和各种局部治疗），并对最终进行的既往诊断性检查（排粪造影或核磁共振排粪造影、经肛和经直肠超声等）进行评估。

为使这项检查更可靠，应详细说明正在进行的操作，以使患者了解并更加配合。

大多数中心在没有书面同意的情况下进行测压检查，因为该操作风险小。然而，从理论上讲，试验中的分级球囊扩张虽然操作简便，但可能导致直肠损伤，特别是对于既往接受过直肠手术的患者[7]。此外，还可能诱发迷走神经危象。出于这些原因，检查需要有患者的知情同意。

不同中心的测压方案不同，但通常情况下，测压必须包括静息状态下的直肠肛管压力和肛管长度评估、挤压时的直肠肛管压力评估、模拟排空和咳嗽评估以及直肠感觉评估。直肠球囊逼出试验是鉴别排便障碍的有效筛查试验，应与肛门直肠测压同时进行[8]（表 7-1）。

表 7-1 患者准备

1. 继续用药
2. 不需要禁食
3. 检查前至少 30 min 清洗灌肠

7.1.2 患者准备

患者可继续使用常规药物，但应将药物记录下来，以便对数据进行解释。局部治疗（硝苯地平，利多卡因等）必须在检查前 1 天停止，以免影响肛门压力。

一些作者建议患者从检查前一天晚上开始就避免进食，而另一些作者则允许患者正常进食[9]。

肠道准备是可选的，许多学者不要求进行肠道准备，只要求患者在检查前排空肠道。如果在测压前进行的直肠指检发现直肠充满粪便，则建议使用250～500 mL自来水灌肠。在这种情况下，从排出粪便到放置探针之间至少间隔30 min[10]。

由于直肠中存在粪便可改变检查结果，为更好地实现检查的标准化，建议所有患者在HRAM/HDAM检查前至少30 min进行清洁灌肠。

7.1.3　患者体位

测试应在一个安静的房间里进行，并且有必要的人员在场，以便为患者建立轻松放松的氛围。建议患者采用左侧卧位，双膝和髋弯曲至90°角（Sims位），以保证患者的隐私[2]。

7.1.4　数字检查

如前所述，在插入导管之前，应使用润滑过戴手套的手指进行直肠指检（任何帮助放置探头的润滑剂都应是非麻醉的）。应注意手指手套上是否有压痛、粪便或血迹[2]。直肠指检对于教导患者在检查过程中要做的动作以及测试患者是否理解"挤"和"推"的命令十分重要[11]。作者坚信，在肛门直肠测压前进行仔细的直肠指检是必要的，并对测试结果产生积极影响。

7.1.5　探头放置

在操作前，将探头置于校准室中进行校准，将其归零至大气压力，并设置压力范围为300 mmHg。所有系统都需要补偿校正随时间变化导致的压力漂移[10]。校准仪器后，将润滑过的探头轻轻插入直肠，使探头的最远端（1 cm水平）位于距肛缘1 cm的后方。一旦定位，探针必须在测试期间保持在相同的位置。然而，重要的是要持续监测探头，操作者必须意识到探头可能会在患者进行挤压、咳嗽或下压等操作后出现移动，并在必要时调整探头的位置。

7.1.6　试验步骤

具体的测压方案因中心而异。步骤中必须包括评估静息时的直肠肛管压力和肛管长度，进行咳嗽反射试验，记录挤压时的直肠肛管压力，模拟排出，咳嗽和直肠感觉的评估。直肠球囊逼出试验是鉴别排便障碍的有效筛查试验，应在肛肠测压结束时进行[10]（表 7-2）。

表 7-2　试验步骤

肛肠静息压：括约肌长度，静息压
咳嗽反射试验
挤压压力和挤压持续时间
排出球囊
RAIR 直肠肛门抑制反射
直肠顺应性
直肠感觉阈值（初始感觉阈值、排便冲动、最大容量阈值）

7.1.6.1　静息状态

静息肛门压力测量必须在受试者放松、躺着不动、不说话的情况下进行。在插入探头后等待多长时间才能开始检查，目前尚无一致意见。一些实验室手册和指南建议在插入探头后等待 5 min 再取出。可能的理由是存在超低波活动，对静息压力产生干扰[2]（图 7-1）。

然而，静息状态的长短并没有科学依据。延长操作时间会引起不适，降低患者的依从性。在一些患者中，肛肠测压会引起疼痛和不适[12]。Dakshitha Praneeth Wickramasinghe 等人分析了接受 HDAM 的 100 例患者的数据，发现

0.7 ~1.5周期/min　　　　　　　　　　波幅（ > 100 mmHg）

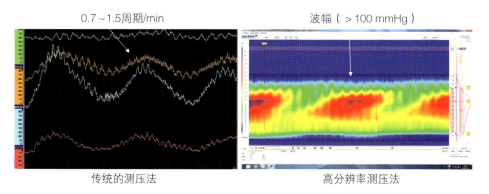

传统的测压法　　　　　　　　　　高分辨率测压法

图 7-1　超低波

99% 患者的测量肛管静息压时稳定在 < 150 s。标准的 ARM 评估可以在几分钟内完成。由于性别、年龄与压力稳定所需的时间无明显关联，因此对所有成年患者可统一一个时间。

在开始记录前等待 1 min 足以使大多数患者的肛门静息压力稳定下来，只有在存在超低波活动时等待更长的时间（3 min）。静息压力必须记录至少 3 次，每次 1 min，以便得到一个平均值。

7.1.6.2　咳嗽反射试验

该方法可用于评估尿失禁患者直肠和肛管间脊柱反射通路的完整性。患者被要求咳嗽。正常情况下，腹部压力增加会引起外括约肌收缩。10 s 后再重复一次该动作[2]。

7.1.7　挤压

肛管收缩压是指肛管收缩期最大压力与肛管同一水平静息压力之间的差值。要求患者尽可能长时间地挤压肛门，最多 30 s，然后休息 30 s。括约肌耐力是指患者能维持高于静息压的挤压压力的时间长度。

按照惯例，这个操作进行 3 次。在参与者依从性差的情况下，可以由操作者自行决定是否增加次数。

理想情况下，直肠压力不应该增加，因为这意味着患者腹壁收缩[10]（图 7-2）。

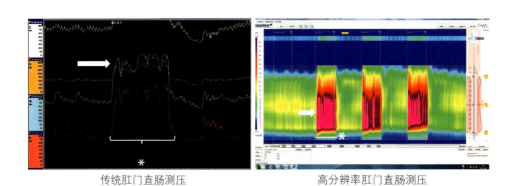

传统肛门直肠测压　　　　　　　　高分辨率肛门直肠测压

图 7-2　挤压压力

挤压压力：肛门括约肌最大收缩时的最高压力（白色箭头）。挤压持续时间：从肛门括约肌压力开始增加到该压力恢复到基线值之间的最长间隔，以秒为单位（*）

7.1.8 模拟排便

患者被要求蹲下，就像要排便一样。该试验是在直肠球囊中充气 5 mL，向下按压 30 s，间隔 30 s 重复 3 次。指导患者忽略探头的存在是很重要的。事实上，在患者进行操作时进行指导可能会提高测试的准确性。在一项研究中，指导者将 31 例失禁患者中的 14 例和 39 例排便异常患者中的 12 例的测压诊断从"病态"更改为"正常"[13]（图 7-3）。

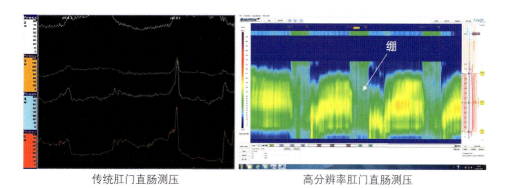

传统肛门直肠测压　　　　　　　高分辨率肛门直肠测压

图 7-3 绷紧用力地操作。评估模拟排便过程中的压力变化。腹部、直肠肛门和盆底肌肉的失调

7.1.9 直肠抑制反射（RAIR）

这个操作检查直肠和肛管间的肌肉功能。该操作是在直肠内进行间歇性球囊扩张，以评估肛门内括约肌的松弛情况，通常只需 20 mL 空气即可引出 RAIR。重复 3 次，将容量增加到 60～80 mL，评估直肠抑制反射的存在和质量。如果没有记录到 RAIR，可以通过以下措施解决问题：① 要求患者在直肠扩张时不要收缩肛门外括约肌；② 确保无粪便嵌塞；③ 将直肠扩张增加至最大容积 250 mL，以排除获得性巨结肠[10]（图 7-4）。

7.1.10 直肠感觉，分级球囊扩张

直肠感觉的评估是通过将放置在直肠导管尖端的球囊充气来进行的。不断增加的球囊扩张可以评估直肠感觉，可分为以下几类。

– 感觉阈值：指患者感知到的最小直肠容积。

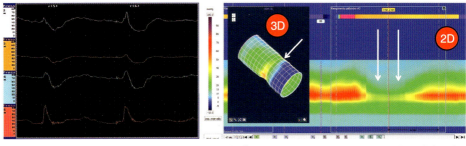

传统肛门直肠测压 　　　　高分辨率肛门直肠测压：白色箭头显示直肠球囊充气
后压力下降，2D和3D均可见。

图 7-4　RAIR 直肠抑制反射。这个操作检查直肠和肛管间的肌肉功能

 - 排便冲动：最初产生排便冲动的直肠容积。
 - 最大耐受量：指患者感到不适和难以控制排便的直肠容量。

为了评估直肠感觉，首先向直肠球囊充气，逐渐增加 10 mL，直到患者报告有第一次感觉。随后，球囊以 20 mL 的速度递增，最大容积为 400 mL。当达到最大可耐受容量时，应提前结束球囊扩张。每次扩张维持至少 30 s。直肠顺应性（即压力-容积关系）也可以在球囊扩张时测量，但用于 HRAM 和 HDAM 的直肠球囊相对较硬。例如，HRM 导管球囊在大气中充气 50 mL 时，其压力为 137 mmHg。理论上，直肠顺应性可以通过从直肠扩张时测量的球囊压力中减去该压力来估计。然而，通常情况下，使用肛门直肠测压测量的直肠顺应性不如使用恒压器测量的准确[10]。

7.2　高分辨率肛肠测压正常值

在 2007 年引入 HRM 导管之前，肛门直肠测压采用非高分辨率、水灌注或固态导管。此后，HRAM 和 HDAM 导管在临床中的应用越来越多，但在肛肠病理生理研究中，长期存在的传统 ARM 的正常值问题仍是这种新技术在临床广泛应用的最大问题。

此外，HRAM 和传统 ARM 记录的静息和肛门收缩（即挤压动作）时的肛门括约肌压力显著相关，但 HRAM 测量的肛门括约肌压力往往更高[14-16]。2 种技术测量的直肠肛管压力梯度也有很强的相关性，但与 HRAM 相比，传统 ARM（-66 mmHg）测量的梯度更为负向[16]。

几项小型研究评估了 HRAM 和 HDAM 的正常值[10]。Carrington 等人[11]评估了 HRAM 与传统 ARM 在区分大便失禁（FI）患者和健康志愿者（HV）方面的诊断准确性。选择无症状的女性志愿者，无便秘（克利夫兰诊所便秘评分，CCCS < 9[17]）或失禁（St Marks 失禁评分，SMIS < 6[18]），当前或既往患有严重的胃肠道疾病[19]，功能性胃肠道症状，既往肛门或盆腔手术，妊娠或哺乳期[20]，无糖尿病、心血管、肾脏或肝脏疾病史。标准方法是使用12 F 外径（UniTip; unissensor AG, Attikon, Switzerland），包含 12 个微型传感器，并使用市售的压力测量系统（Solar GI HRM v9.1; MMS/Laborie, Enschede, Netherlands）（表 7-3）。

表 7-3 健康女性和男性的高分辨率测压和 3D 高分辨率测压测量[9-11]

	健康女性						健康男性
	静息压		挤压压力				静息压
	HR-ARM-RP mmHg cm30s	3DHRAM	HR-ARM-SI mmHg	HR-ARM-SP mmHg cm5s	3DHRAM		HR-ARM-RP mmHg cm30
均数	163	76.6	122	368	148	平均数	73
						95% 置信区间	56.5～65.5
位数	151	95.6	112	342	180	中位数	46
准差	71	30.3	64	194	72	标准差	23
小值	67	43	20	45	171	最小值	94
大值	408	86	291	868	190	最大值	732

HR-ARM-RP 高分辨测压静息压、3DHRAM 三维高分辨测压、HR-ARM-SI 高分辨肛肠测压挤压增量、HR-ARM-SP 高分辨肛肠测压挤压压力

这项研究有一些局限性：首先，它只包括了女性参与者，这限制了在男性中的应用。虽然假设所有健康志愿者的肛门括约肌功能均正常，但 85 名中 45 名健康志愿者是经产妇，阴道分娩对括约肌的功能有影响。本试验未对括约肌解剖进行评估，如果从既往研究推断，预计 11%～27% 的经产志愿者有一定程度的外括约肌损伤。HV 组和 FI 组 2 组的年龄和产次人数不匹配，年龄和产次对括约肌功能的健康有影响，故得到的结果是矛盾的。

这些数据不具有说服力和结论性。例如,需要注意的是,肛门压力的正常范围相对较宽:在一项 HRAM 研究中,年龄 > 50 岁的女性肛门压力范围为 33～91 mmHg[21]。

在无症状的女性中,肛门括约肌功能长度(HPZ)的平均值为 3.5 cm,与年龄无关[22]。有研究表明,在排便障碍患者中,较长的 HPZ 与特定表型相关[22]。直观上,较长的 HPZ 可能反映了较好的控制能力。然而,测量 HPZ 的大小在区分健康人群和大便失禁患者中的效用尚需进一步研究。

然而,由于这些研究的样本量相对较小,需要进一步的研究来更精确地定义 HRAM 和 HDAM 的正常范围。

女性的挤压压力低于男性,老年人的挤压压力低于年轻人[11, 21-23]。因此,正常值是按年龄和性别分层的。在讲解试验时,应考虑挤压压力和静息压力的变化。

在大样本功能性肛门直肠疾病患者中,三维高分辨率肛门直肠测压(3DHRAM)的结果为功能性肛门直肠疾病患者的三维高分辨率肛门直肠测压提供了正常参考值[24]。

在目前技术水平下,不同中心之间共享 HRAM/HDAM 数据是非常困难的,各研究提供的数据只能代表不同操作者的标准。为了获得有效的数据,我们需要等待大型多中心研究的国际共识。因此,目前建议每个中心创建自己的一套标准。

7.3 哪些诊断

HRAM 和 HDAM 是一种功能性检查,可以帮助临床医生对不同的肛门直肠疾病、功能和结构做出正确的诊断,并为患者量身定制治疗方案。

根据 Roma Ⅳ 标准,功能性肛肠疾病可分为 3 类:① 大便失禁;② 功能性肛门直肠疼痛(提肛肌综合征,未明确的功能性肛肠疼痛,一过性直肠痛);③ 功能性排便障碍(排便推进力不足,排便失调)[1]。

通过 HRAM 和 HDAM 检查对诊断过程有帮助的组是第一组和第三组。

7.4 大便失禁

根据 Roma Ⅳ 标准,大便失禁(FI)是指在 4 周内至少发生 2 次不受控的固体或液体粪便排出，且不根据病因（功能性、结构性或神经系统）[2]进行区分[2]。肛管腔内超声（EAUS）是检测 FI 患者肛门括约肌功能缺损的金标准，而肛门直肠测压是评估括约肌的功能金标准[25]。一项纳入 39 例 FI 患者的队列研究显示，21 例患者在 EAUS 上存在肛门括约肌缺损，括约肌缺损的中位大小为 93°（40°～136°）。HDAM 显示 14 例（36%）存在肛门括约肌缺陷。HDAM 检测括约肌缺损的敏感性、特异性、阳性预测值和阴性预测值分别为 75%、74%、43% 和 92%。HDAM 可作为排除 FI 患者括约肌缺损的有效筛查方法，从而避免患者同时进行 EAUS 和测压[26]。因此，HRAM 或 HDAM 虽然对于诊断是不必要的，但它们对于更精确地评估 FI 患者括约肌缺损是有用的。发现肛门内括约肌无力（肛门静息压低于正常水平，在被动 FI 中常见）和（或）肛门外括约肌无力（自主挤压时的压力低于正常水平，在急迫性 FI 中常见）可以让临床医师指导患者采取最合适的治疗，并对其治疗效果进行定量评估（图 7-5）。

HDAM 也可用于因既往手术引起的医源性 FI 的诊断。在这些情况下，HDAM 比 HRAM 更推荐，因为只有 HDAM 能够确定损伤的确切位置（肛管的前、后、左或右）。肛门内超声检查是确诊的必要手段。

一个典型的例子是左外侧内括约肌切开术治疗慢性肛裂后发生 FI。如果肛门内括约肌受损，在记录静息压时，可看到括约肌切开术后左侧肛管的静息压降低。如果肛门外括约肌在同一手术中也被损伤，可检测到左侧肛管挤压压力降低。

接受低位前切除术治疗直肠癌的患者也会出现失禁。在这种情况下，失禁是由于骶丛神经损伤，而不是括约肌的直接损伤，因此 HDAM 不适用。

HDAM 对于诊断产后（阴道分娩后）FI 也起重要作用，可能是由于肛门括约肌三度撕裂导致[6]，也可能是由于生产对阴部神经的损伤[7]。正确的诊断有助于选择治疗方法。在这些病例中，推荐使用 HDAM 而不是 HRAM 来鉴别肛门括约肌撕裂，HRAM 是以括约肌无力为特点的。

7.5 功能性排便障碍

HRAM 和 HDAM 可以很好地识别排便推进力不足和排便障碍。

排便推进力不足是模拟排便过程中直肠力量不足。如果患者受到排便推进

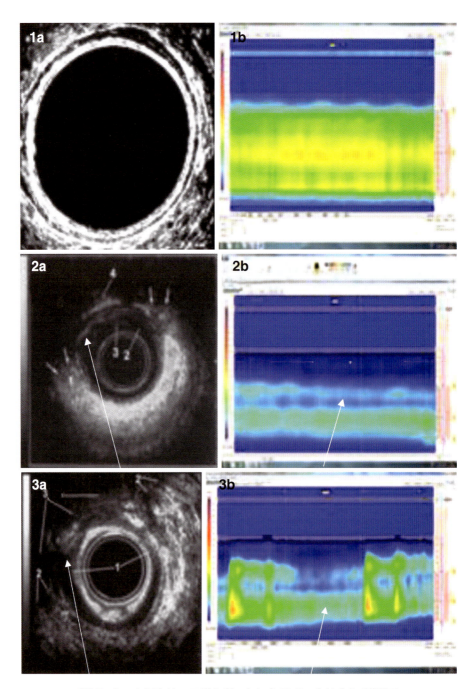

图 7-5 大便失禁。正常肛管：（1a）EUS，（1b）肛肠测压
内括约肌病变：（2a）EUS，（2b）肛肠测压
外括约肌病变：（3a）EUS，（3b）肛肠测压

力不足的影响，则位于直肠壶腹的传感器记录到的正常压力增加（比静息压至少增加 40～45 mmHg），在挤压-排出-绷紧用力阶段不会被观察到。在这种情况下，在模拟排便过程中括约肌松弛是正常的。排便推进力不足在老年患者中普遍存在，因为腹壁薄弱，无法产生排便行为所必需的力量，因此，即使括约肌松弛，也没有推动粪便排出的力量。

排便失调表现为肛门括约肌和（或）耻骨直肠肌的矛盾收缩或无法松弛；或者腹部和直肠推力受损。Rao 等根据腹壁压力和括约肌张力将其分为 4 种类型。第一种类型，腹压存在，但括约肌不放松[1]；第二种类型，括约肌矛盾性的自我收缩；第三种类型，腹压弱或无腹压；第四种类型，括约肌未放松或收缩[8]（图 7-6）。

矛盾收缩的定义为括约肌压力升高＞ 40 mmHg，通过较低的肛门松弛百分比和排便指数（或直肠肛管压力梯度，定义为直肠内压 / 肛门残余压的比值）得到证实。

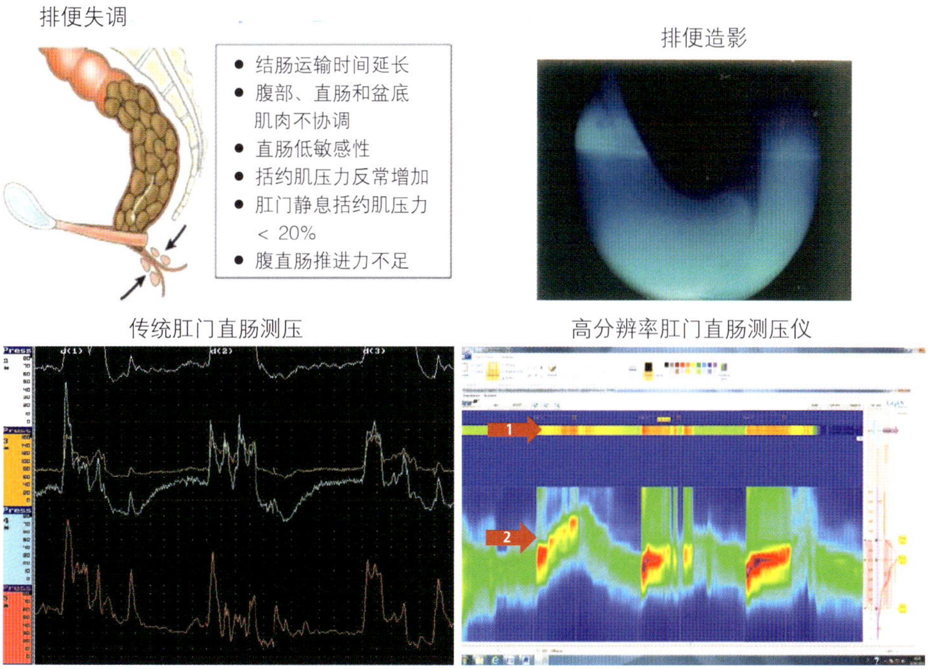

排便失调

- 结肠运输时间延长
- 腹部、直肠和盆底肌肉不协调
- 直肠低敏感性
- 括约肌压力反常增加
- 肛门静息括约肌压力 < 20%
- 腹直肠推进力不足

排便造影

传统肛门直肠测压

高分辨率肛门直肠测压仪

患者可以产生足够的推力（腹内压升高，箭头1），肛门括约肌压力的反常增加，箭头2。

图 7-6 排便失调

肛门括约肌松弛受损定义为肛门括约肌压力无下降或下降＜20%[9]。

HRAM 和 HDAM 比传统 ARM 能更好地检测出协同作用障碍的存在，因为该探头能同时记录进入直肠壶腹和肛管的压力。另一种对排便进行相同评估的检查是排便造影术（MRI/RX），但评估的参数不同，因此它们可以被视为补充检查。

7.6　解剖异常

即使影像学检查仍是诊断的"金标准"，HRAM 和 HDAM 也可检出直肠套叠、直肠脱垂、直肠前突、会阴下降综合征等肛门直肠畸形。

HRAM 引起的直肠脱垂可以通过高压区（对应肛管）以上压力的增加来推测。在第一次用力排便时，压力明显增加，第二次时更明显，在第三次尝试时对观察者而言更加显著（图 7-7）。

在 HDAM 中，直肠脱垂的存在可以通过排便用力时探头周围压力的增加来假设，类似有东西在探头上滚动一样。压力模式的表现为静息张力降低以及挤压压力降低，其中40%的直肠脱垂患者表现出括约肌功能不全[23]。

直肠前突伴肛门套叠表现为模拟排便时直肠压力增高伴肛管内狭窄高压带[27]。会阴下降综合征的特征是尝试排便时，会阴部下降到测压探头上，并在向下挤压时，会阴部恢复初始位置[28]。

即使这些解剖变化的诊断仍然依赖于放射学检查，但增加 HRAM/HDAM 等功能检查也是非常重要的，因为与功能相关的形态学元素的获取是评估排便功能改变的最完整方法。

我们已经知道，解剖学异常（如直肠脱垂）可能是隐性排便失调的结果。排便失调的特征是过度紧张，通常会导致结缔组织松弛和神经损伤，最终导致相反的问题，即 FI[29]。我们强烈建议对直肠脱垂患者以及直肠前突、孤立性直肠溃疡综合征和会阴下降综合征患者进行 HRAM/HDAM 检查，因为由于先前存在的排便障碍导致的慢性过度紧张可能是患者发生解剖缺陷的原因。因此，如果潜在原因持续存在，手术矫正缺陷将是不完整或无效的。值得强调的是，在直肠脱垂中，建议在进行测试前对脱垂本身进行手动复位。

在外科手术中，发现这些患者的功能异常的重要性非常明显。例如，如果直肠脱垂患者需要手术，则盆底和结缔组织的松弛与排便受阻导致的持续紧

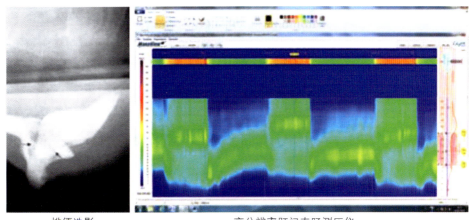

排便造影   高分辨率肛门直肠测压仪

图 7-7 直肠脱垂

坐位进行的排粪造影通常有助于诊断脱垂的患者。直肠肛管测压可提示直肠括约肌静息压降低，尤其是完全性直肠脱垂患者，直肠感觉和顺应性可能受损。排便失调和它引起的慢性过度紧张可能会同时存在

张，可能会导致 FI。

有时，潜在排便失调的证据，或先前存在括约肌张力降低的证据，虽然不能改变手术计划，但它具有预后价值；患者可以在术前进行生物反馈，以改善盆底的性能，并确保更好的术后控制能力。

7.7 先天性巨结肠病

先天性巨结肠是一种由于远端肠神经节细胞先天缺失导致的遗传性疾病，以便秘为最突出的症状。婴儿出生后不久出现临床症状，原因可能是有巨结肠，或者是出生 48 h 内没有排出胎粪[30]。

先天性巨结肠的诊断途径包括 HRAM 和直肠抽吸活检。HDAM 不用于儿童，因为探头的直径过大。

该疾病的特征是缺乏直肠肛门抑制反射（RAIR），这可以通过 HRAM 检测到，因为由于远端结肠扩张，直肠气囊不能引出该反射（图 7-8）。

RAIR 的缺乏并不总是那么明显，这就是为什么我们确定了一个新的参数来帮助诊断巨结肠病：ASRI10，即在压力临界值 < 10 mmHg 时的"肛门括约肌松弛积分"。它存在于 HRAM 自动分析系统中，并可量化 RAIR。关于

直肠活检：
未见神经节细胞

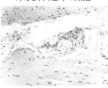

3D-HR测压：无RAIR

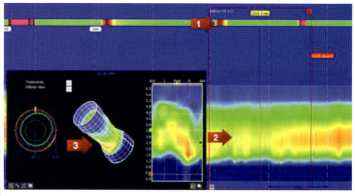

腹部X线片：巨结肠

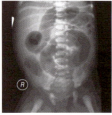

即使在10次球囊充盈后（最大充气量240 mL）（箭头1），括约肌传感器上也没有观察到直肠-肛门抑制反射，2D颜色轮廓图（箭头2）显示HPZ持续存在，3D重建显示口径减小（箭头3）。

水溶性对比剂灌肠后的X线片：巨直肠

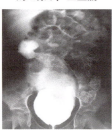

图 7-8　先天性巨结肠病

ASRI10的完整讨论超出了本章的目的[31]。

总之，如果有RAIR，就可以排除先天性巨结肠病。另外，如果没有RAIR，则必须进行直肠抽吸活检。一些临床医生倾向于只使用直肠抽吸活检，但是，将HRAM作为首选诊断方法可以减少接受直肠活检等有创操作的患者数量[32]。

参考文献

1. Cott SM, Gladman MA. Manometric, sensorimotor, and europhysiologic evaluation of anorectal function. Gastroenterol Clin N Am. 2008; 37: 511–538.

2. Rao SS, Azpiroz F, Diamant N, Enck P, Tougas G, Wald A. Minimum standards of anorectal manometry. Neurogastroenterol Motil. 2002; 14: 553–559.

3. Jones MP, Post J, Crowell MD. High-resolution manometry in the evaluation of anorectal disorders: simultaneous comparison with water-perfused manometry. Am J Gastroenterol.

2007; 102: 850–855.

4. Ratuapli SK, Bharucha AE, Noelting J, Harvey DM, Zinsmeister AR. Pheno-typic identification and classification of functional defecatory disorders using high-resolution anorectal manometry. Gastroenterology. 2012; 144: 314–322.

5. Bredenoord AJ, Hebbard GS. Technical aspects of clinical high-resolution manometry studies. Neurogastroenterol Motil. 2012; 24(suppl 1): 5–10.

6. Carrington EV, Heinrich H, Knowles CH, Rao SS, Fox M, Scott SM. International anorectal physiology working party group (IAPWG). Methods of anorectal manometry vary widely in clinical practice: results from an international survey. Neurogastroenterol Motil. 2017; 29(8): e13016.

7. Azpiroz F, Enck P, Whitehead WE. Anorectal functional testing: review of collective experience. Am J Gastroenterol. 2002; 97: 232–240.

8. Wald A, Bharucha AE, Cosman BC, Whitehead WE. ACG clinical guideline: management of benign anorectal disorders. Am J Gastroenterol. 2014; 109: 1141–1157.

9. Cross-Adame E, Rao SS, Valestin J, Ali-Azamar A, Remes-Troche JM. Accuracy and reproducibility of high-definition anorectal manometry and pressure topography analyses in healthy subjects. Clin Gastroenterol Hepatol. 2015; 13(6): 1143–1150.

10. Lee TH, Barucha A. How to perform and interpret a high-resolution anorectal manometry test. J Neurogastreoenterol Motil. 2016; 22: 46–59.

11. Carrington EV, Brokjaer A, Craven H, et al. Traditional measures of normal anal sphincter function using high-resolution anorectal manometry (HRAM) in 115 healthy volunteers. Neurogastroenterol Motil. 2014; 26: 625–635.

12. Szojda MM, et al. Referral for anorectal function evaluation is indicated in 65% and beneficial in 92% of patients. World J Gastroenterol. 2008; 14(2): 272–277.

13. Heinrich H, Fruehauf H, Sauter M, et al. The effect of standard compared to enhanced instruction and verbal feedback on anorectal manometry measurements. Neurogastroenterol Motil. 2013; 25: 230–237, e163.

14. Jones MP, Post J, Crowell MD. High-resolution manometry in the evaluation of anorectal disorders: a simultaneous comparison with waterperfused manometry. Am J Gastroenterol. 2007; 102: 850–855.

15. Sauter M, Heinrich H, Fox M, et al. Toward more accurate measurements of anorectal motor and sensory function in routine clinical practice: validation of high-resolution anorectal manometry and Rapid Barostat Bag measurements of rectal function. Neurogastroenterol Motil. 2014; 26: 685–695.

16. Lee YY, Erdogan A, Rao SS. High resolution and high definition anorectal manometry and pressure topography: diagnostic advance or a new kid on the block? Curr Gastroenterol Rep. 2013; 15: 360.

17. Agachan F, Chen T, Pfeifer J, et al. A constipation scoring system to simplify evaluation and management of constipated patients. Dis Colon Rectum. 1996; 39: 681–685.

18. Vaizey CJ, Carapeti E, Cahill JA, et al. Prospective comparison of faecal incontinence grading systems. Gut. 1999; 44: 77–80.

19. Longstreth GF, Thompson WG, Chey WD, et al. Functional bowel disorders. Gastroenterology. 2006; 130: 1480–1491.

20. Dudding TC, Vaizey CJ, Kamm MA. Obstetric anal sphincter injury: incidence, risk factors, and management. Ann Surg. 2008; 247: 224–237.

21. Noelting J, Ratuapli SK, Bharucha AE, Harvey DM, Ravi K, Zinsmeister AR. Normal values for high-resolution anorectal manometry in healthy women: effects of age and significance of rectoanal gradient. Am J Gastroenterol. 2012; 107: 1530–1536.

22. Ratuapli SK, Bharucha AE, Noelting J, Harvey DM, Zinsmeister AR. Phenotypic identification and classification of functional defecatory disorders using high-resolution anorectal manometry. Gastroenterology. 2013; 144: 314–322.

23. Hotouras A, Murphy J, Boyle DJ, Allison M, Williams NS, Chan CL. Assessment of female patients with rectal intussusception and prolapse: is this a progressive spectrum of disease? Dis Colon Rectum. 2013; 56(6): 780–785.

24. Andrianjafy C, Luciano L, Bazin C, Baumstarck K, Bouvier M, Vitton V. Three-dimensional high-resolution anorectal manometry in functional anorectal disorders: results from a large observational cohort study. Int J Color Dis. 2019; 34: 719–729.

25. Dakshitha PW, Umesh J, Dharmabandhu NS. Duration taken for the anal sphincter pressures to stabilize prior to anorectal manometry. BMC Research Notes. 2018; 11(354).

26. Rezaie A, Iriana S, Pimentel M, Murrell Z, Fleshner P, Zaghiyan K. Can three-dimensional high-resolution anorectal manometry detect anal sphincter defects in patients with faecal incontinence? Color Dis. 2017; 19(5): 468–475.

27. Heinrich H, Sauter M, Fox M, Weishaupt D, Halama M, Misselwitz B, Buetikofer S, Reiner C, Fried M, Schwizer W, Fruehauf H. Assessment of obstructive defecation by high-resolution anorectal manometry compared with magnetic resonance defecography. Clin Gastroenterol Hepatol. 2015; 13: 1310–1317.

28. Vitton V, Grimaud JC, Bouvier M. Three-dimension high-resolution anorectal manometry can precisely measure perineal descent. J Neurogastroenterol Motil. 2013; 19(2): 257–258.

29. Patcharatrakul T, Rao SSC. Update on the pathophysiology and management of anorectal disorders. Gut Liver. 2018; 12(4): 375–384.

30. Moore SW. Advances in understanding functional variations in the Hirschsprung disease spectrum (variant Hirschsprung disease). Pediatr Surg Int. 2017; 33(3): 285–298.

31. Wu JF, Lu CH, Yang CH, Tsai IJ. Diagnostic role of anal sphincter relaxation integral in high-resolution anorectal manometry for Hirschsprung disease in infants. J Pediatr. 2018; 194: 136–141.

32. Meinds RJ, Trzpis M, Broen PMA. Anorectal manometry may reduce the number of rectal suction biopsy procedures needed to diagnose Hirschsprung disease. J Pediatr Gastroenterol Nutr. 2018; 67(3): 322–327.

高分辨率肛门直肠测压与3D 高清肛门直肠测压在儿科的应用

8

特蕾莎·迪·基奥、玛塞拉·佩斯、迭戈·佩罗尼、奥斯瓦尔多·博雷利

8.1 肛门直肠生理

排便及控便是经直肠、盆底肌肉及肛管功能协作而确保高度协调的过程。直肠作为粪便的储存器，其拉伸敏感纤维在直肠扩张时被激活，这在向中枢神经系统传递排便意识与激活脊髓反射中起到重要作用。肛管由肛门内括约肌（internal anal sphincter, IAS）与肛门外括约肌（external anal sphincter, EAS）组成。前者由平滑肌细胞组成，受肠神经系统支配，因此不受自主控制。由于IAS 产生约 70%～85% 的肛管压力，所以其主要负责肛门自制。相反，EAS由骨骼肌细胞组成，受骶神经自主控制。这 2 个括约肌连接紧密，在幼儿中，很难发现两者有明显的生理区别[1,2]。

肛门括约肌、盆底肌、肛提肌复合体（包括耻骨直肠肌）负责静息状态时的控便。在此基础上，通过肌肉紧缩，上述结构使肛直角保持在85°～105° 并在肛管水平形成超过直肠内压力的压力，以防止粪便的非自主性排出[3,4]。

排便过程是一个受高度调控的自主功能。当直肠壁扩张超过一定的感觉阈值会引起直肠肛门抑制反射（rectoanal inhibitory reflex, RAIR）的短暂反射性松弛，从而使直肠内容物进入肛管。排泄步骤是：在自主控制下，EAS 与盆底肌的协同放松，同时腹壁收缩，最终使粪便通过肛管[4]。如果未在适宜的环境中排便，EAS 和耻骨直肠肌的自主收缩将阻止排便，同时粪便通过反向蠕动回到结肠。

8.2　设备

肛门直肠测压本质上是一种高技术性评估，当被合理使用时，可准确描述肛门直肠神经肌肉功能。然而，只有当使用方法正确时，获取的测压数据才是可靠的。

测压装置由压力传感器或传感器组件与记录仪组成，压力传感器用于检测肛管直肠压力并将其转换为电信号，记录仪放大、记录并储存该电信号。测压组件的压力传感器 / 传感器组件是一对匹配的组件，一般有 2 种设计：一种为连接至气动液压灌注泵和体积位移传感器的水灌注导管，另一种为带有固态电路的应变计传感器[5]。

在过去 10 年中，ARM 技术取得了长足进步，传统的低分辨率系统已逐渐被高分辨率肛门直肠测压（high-resolution anorectalmanometry, HRARM）和 3D 高清肛门直肠测压（high-definition anorectalmanometry, HDARM）所取代。新型测压组件可通过多至 256 个间隔 < 0.3 mm 的压力传感器记录腔内压力。同时，计算机处理技术的进步使得压力数据能以二维直观的"时空图"或更复杂的三维图的形式实时呈现。对于成人，通过与 MRI 或 3D 超声确定的解剖结构相关联，HDARM 测量能更好地确定肛管不同组成部分的作用，并更好地描述肛管径向不对称情况[6]。然而，我们对不同儿童排便障碍的病理生理机制仍不清楚。

目前，用于 3DHRAM 的导管外径大多为 11 mm[7]。尽管理论上可以在任何年龄进行该测试，但在婴儿中，肛门静息压可能被测量偏高，球囊扩张时的肛管动力学可能出现偏差[8]。迄今为止，3DHRAM 已用于 2 岁以上的儿童。

8.3　检测方法

8.3.1　患儿与护理人员准备

在准备环节，1 岁以上的儿童建议在检测前一天白天或晚上进行灌肠。另外，如果患儿粪便较多，则可能需要在术前进行一定程度的肠道准备。婴儿因通常排软便，则无需进行肠道准备[9]。在检测前应停用可能影响肛门直肠功能的药物。

年龄较大的儿童必要时应在检测前排便。患儿应取侧卧位，双膝抬高至胸前，髋关节和膝关节保持 90° 屈曲。在插入探头之前，应检查肛周区域并行直肠指检，以评估总体解剖结构、肛周感觉、皮肤缺损情况以及是否存在直肠内粪便嵌顿。然后，将润滑后的测压探头轻轻插入直肠。在开始记录前，操作者应等待几分钟，以便让患儿适应插入探头后肛门直肠的体感变化。

小儿胃肠病医生经常要面对配合度较差的儿童，尤其是 5 岁以下的儿童，可能需要在麻醉状态下进行检查。在这种情况下，只能对肛门括约肌静息压和 RAIR 进行评估。此外，由于不同的麻醉剂可能会对生理结果产生干扰，因此需要对结果进行仔细评估[10-13]。

尽管如此，在一些特定情况和必须患者配合的适应证中，患儿与家长需做好适当的心理准备。有研究表明，肛门直肠测压会给患儿带来明显的术前焦虑，而充分的心理干预则可减少预期焦虑并提高测量的可靠性，最终根据测压模式，为做出进一步更好的治疗决策作铺垫[12,14-17]。

8.3.2　研究方案、分析与解读

理想情况下，完整的测压方案应旨在评估静息状态、自主收缩与排便时的括约肌压力、直肠感觉和反射情况。此外，检测应根据个体化差异，评估的相关参数应取决于临床适应证。

ARM 检测期间评估的常见参数如下：

• 静息压：只有在患儿放松并感到舒适后，才可记录静息压。使用 HRAM 新技术进行基础的括约肌静息压测量，只需插入导管并在 30 s 内实时评估高压带即可获得[10]。相反，使用低分辨率探头评估静息压时，则通常采用固定位抽拉或连续抽拉的方式[18]。在识别高压带的同时还可测量肛管长度。

• RAIR（肛门直肠抑制反射）（图 8-1）：RAIR 在直肠扩张时 IAS 的松弛过程中产生。在儿科，对其定义尚无公认的标准。目前其定义为压力下降 > 5 mmHg 或静息压力下降 > 15%[18]。肛门压力下降可能很难被检测到，尤其是在配合度差的儿童和基线静息压较低的患者（如麻醉状态下的患者）。RAIR 具有体积依赖性反应：球囊容积越大，松弛的程度和持续时间越长。其测量方法是对直肠球囊进行快速充气，婴儿和新生儿充气 5 mL（最多 20 mL），年龄较大儿童充气 10 mL[10]。如果无法完全松弛，则可为年龄较大的儿童充气 250 ~ 300 mL 以诱发 RAIR。若未发生 RAIR，则提示结肠无神经节细胞症或

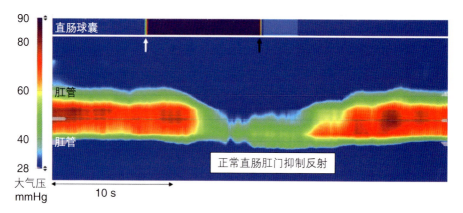

图 8-1 正常 RAIR。白色和黑色箭头分别代表直肠球囊充气和放气。球囊充盈引起直肠压力增加，如图中紫色条带所示。正常 RAIR 表现为直肠球囊充气后肛管压力下降

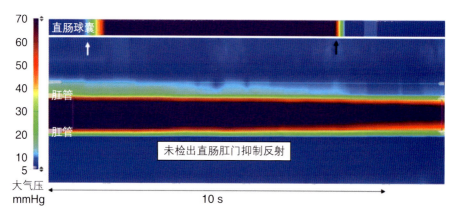

图 8-2 未检出 RAIR。白色和黑色箭头分别代表直肠球囊充气和放气。球囊充盈引起直肠压力增加，如图中紫色条带所示。肛门括约肌压力在直肠球囊充气后未降低。RAIR 在包括结肠无神经节细胞症或先天性巨结肠在内的几种疾病中不存在

先天性巨结肠症（图 8-2）。RAIR 出现假阳性的最常见原因是检测过程中出现探头移位，可通过将导管固定在肛缘以防止滑脱，而假阴性的最常见原因是直肠扩张（即巨结肠），由于直肠容积增大，球囊无法扩张直肠壁（因此无法产生 RAIR 的触发压力）[18]。

• 最大收缩压：它是通过嘱患儿自主收缩肛管激发的，是根据基线静息压计算的最大压力增加值。有些中心会测量 3 次，取其平均值[10, 18]。收缩压数值增大或减小可能由于肌源性或神经源性原因造成。

• 收缩耐久度：要求患儿尽可能用力收缩肛门至少 15～20 s。

- 直肠感觉：直肠感觉可以对能够配合检测的儿童（通常 4～5 岁及以上）进行评估，其方法是通过逐步注水或充气增加球囊大小。在随后增加球囊体积时有或没有放气间隔皆可（分为间歇性直肠扩张法或渐进式充气法）[10]。它提供了有关患儿排便感知的更多信息，这些信息可能提示肛门直肠功能障碍或直肠扩张。通常记录 3 种不同的感觉容量：① 第一感觉，代表患者感觉到球囊时的最低球囊容量；② 排便冲动感，即引起排便冲动所需的最低排便量；③ 最大忍受量，指患儿感受到强烈的排便紧迫感和疼痛时的球囊容量。对于 7 岁以下的儿童和有发育障碍的儿童，该指标可能很难进行评估。直肠扩张的患儿由于长期的出口梗阻性便秘通常会导致感觉减弱。

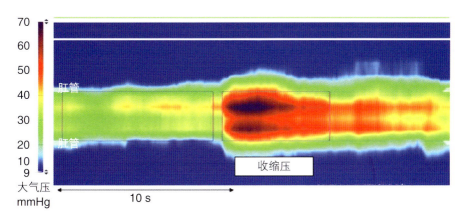

图 8-3 最大收缩压。最大收缩压检测通过要求儿童自愿收缩肛门括约肌以激发，以基线静息压力为基准，计算出的最大压力增加值

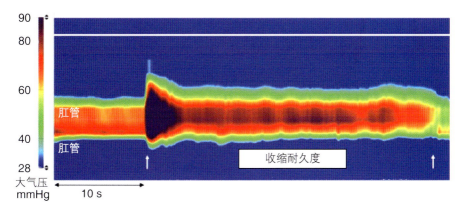

图 8-4 收缩耐久度。指患儿在自主收缩肛门时能够维持肛管压力的时间。其要求患儿尽可能强烈地自愿收缩肛门括约肌，持续至少 15～20 s 以激发。白色箭头代表收缩的起终点

• 努挣或力排（模拟排便）（图8-5）：其目的是评估模拟排便过程中肛门直肠和盆底压力的变化。通常，这种刺激性测试可以在5～6岁以上的儿童中进行，并且需要充分合作。通过这种方法，临床医生可以诊断排便协同失调，即粪便出口梗阻的常见原因。

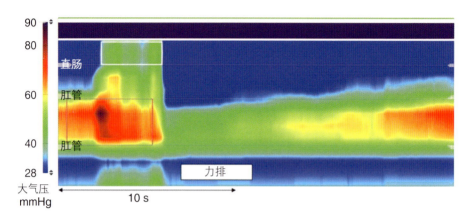

图 8-5 排便协同失调的努挣或力排动作。其目的是评估模拟排便过程中肛门直肠和盆底压力的变化。正常排便时，直肠压力和肛门括约肌松弛会同时协调增加。如图所示，直肠压力（白色方形处）增加，但肛门压力却异常上升，这与排便协同失调的诊断结果一致，而排便协同失调是导致儿童粪便出口梗阻的常见原因之一

• 球囊逼出实验：该实验要求患儿坐在坐便器上或取侧卧位，排出直肠内充气的球囊，并尽量保护隐私。如球囊被逼出，则实验结果正常。在儿科领域，对于排出球囊所需的时间和理想的球囊体积尚未达成共识。研究表明，成年人正常值可以作为参考。患有协调障碍的患者通常无法排出气囊[19]。有研究表明，该实验有助于出口梗阻型便秘患儿治疗方案的制定[19]。

8.3.3　参考值

对于儿科患者，尚无统一的测量方案与设备，因此缺少正常的参考值。此外，已公布的 HRAM 和 3D HRAM 的正常参考值仅适用于成人[20-23]，而采用类似方法的儿童研究却寥寥无几。因此，对此的解释工作仍有赖于该领域的儿科胃肠病专家的专业知识。尽管成人相关文献显示，高分辨率测压法的精确度高于水灌注法，但传统水灌注 ARM 测量法仍被常规用于测压报告[24]。此外，测量数值的巨大差异可能取决于患儿性别、体重指数、年龄、不同方案的使用及医患沟通[21, 22, 25, 26]。

目前，仅有 2 项针对儿科年龄段的研究使用 HARM 和 3DHARM 来确定标准参考值。一项使用 HARM 的研究报告了 180 名以年龄为基线的健康和无症状新生儿的肛门直肠括约肌指标的正常值（包括静息压、肛管长度和 RAIR），并按早产儿和足月儿进行了分组[27]。最近，Banasiuk 等人发表了一项研究，旨在评估 61 名无下消化道症状儿童的 3DHRAM 正常值[8]。表 8-1 和表 8-2 概述了使用低分辨率或高分辨率测压法得出的儿科测压正常值。未来需要在儿科人群中开展进一步研究，以获取普遍认同的正常值。

8.4 参考价值

ARM 的适应证如下：

• 排除先天性巨结肠（Hirschsprung disease, HD）：HD 的特征是存在因胃肠道发育异常所致的结直肠肠系膜神经丛和黏膜下神经丛神经节细胞缺失。因此，由于直肠缺乏神经支配，ARM 显示在直肠扩张时出现典型的 IAS 弛缓。如 ARM 未发现 RAIR，则应行直肠黏膜吸引活检（rectal suction biopsy, RSB），这是诊断 HD 的金标准。如无 RAIR 但在 RSB 中检出神经节细胞，则此情况可被定义为肛门失弛缓症，肉毒素治疗对该病效果良好[18]。最近，有研究者开发了一种新型测量方法——肛门括约肌松弛积分（anal sphincter relaxation integral, ASRI），用于客观量化 RAIR，并区分 HD 患者和非 HD 患者[32]。此测量法在 HD 患者临床治疗中的作用尚待阐明。

• 评估 HD 患儿手术修复后的肛门直肠功能：ARM 在这些患者的术后评估中起着至关重要的作用。例如，有研究表明，对患有大便失禁的 HD 儿童进行手术修复后，对其肛管长度进行测量，可为之后进一步的有效治疗打下基础[33]。

• 评估有器质性便秘原因（如肛门直肠畸形、脊髓损伤）的儿童括约肌功能：肛门直肠畸形患儿在肛门直肠手术后需要进行准确的功能评估，以评价剩余肛门直肠功能。此外，在暂时性结肠造口术或回肠造口术前的检查中，可能需要进行 ARM，以排除是否存在出口梗阻性排便的情况。脊髓异常可能会增加肛门括约肌张力，提示上部运动神经元受损，其在球囊扩张或较小的球囊充气量下括约肌松弛时会出现过度收缩和肛门痉挛[34]。相反，在某些神经系统疾病中，由于下运动神经元异常，肛门张力可能会降低[35]。

表8-1　使用低分辨率或高分辨率肛门直肠测压法已发表儿科研究中得出的足月和早产新生儿正常测压值（Zar-Kessler 等人[18]，修改版）

	设备（技术）	健康患者（例）	年龄	肛管静息压（mmHg）	肛管长度（cm）	RAIR阈值容量（mL）	RAIR正常患者占比（%）	直肠内压力
Kumar 等人[2]	水灌注 LR	30	3~28天 34~39周 GA	31.07±10.9	1.67±0.34	9.67±3.7		
Benninga 等人[28]	水灌注 LR	22	30~33周 PMA	32±4		1.6±0.3 a	92% a	9±2
			33~38周 PMA	51±4		1.9±0.2	100%	11±3
de Lorijn 等人[29]	水灌注 LR	16	3~23天 27~30周 PMA	24.5±11.4		3.4±1.6 a	81% a	6.5±4.8
Tang 等人[27]	水灌注 HRARM	85	≤7天 [0.5~85天 28~36周 GA的早产儿]	23.1（19.9~26.2）	1.8（1.7~2.0）	1.6（1.4~1.9）		
			8~30天	27.7（24.8~30.6）	1.9（1.7~2.0）	2.2（1.7~2.7）		
			≥31天 b	32.9（29.6~36.2）	2.0（1.7~2.3）	3.7（2.8~4.7）		
		95	≤7天 [1~67天 37~42周 GA的足月儿]	28.9（25.8~32.0）	1.9（1.7~2.1）	2.8（2.3~3.3）		
			8~30天	31.6（28.9~34.3）	2.0（1.9~2.1）	3.5（2.9~4.0）		
			≥31天 b	39.9（35.6~44.1）	2.3（2.1~2.4）	4.5（3.9~5.0）		

注：LR=low resolution 低分辨率，GA=gestational age 胎龄，PMA=posmenstrual age 修正胎龄；
a 充气：直接向直肠内充入 1~5 mL 空气以诱发 RAIR，而不是向球囊充气；b 该组包括出生满 1 个月以上的健康婴儿

表 8-2　使用低分辨率或高分辨率肛门直肠测压法已发表儿科研究中得出的婴儿和儿童正常测压值（Zar-Kessler 等人[18]，修改版）

	设备	健康患者（例）	年龄	肛管静息压（mmHg）	肛管长度（cm）	最大收缩压（mmHg）	RAIR 阈值容量（mL）	初始感觉阈值（mL）	临界容量（mL）	直肠内压力（mmHg）
Benninga 等人[3]	水灌注 LR	13	8~16Y	55±16		182±61	18±10	19±12	131±13	
Kumar 等人[2]	水灌注 LR	30	35D~16M	42.43±8.9	1.86±0.6		14±9.5			
	未提及	30	18M~12.3Y	43.43±8.79	3.03±0.52		25±11.6			
Li 等人[30]	未提及	10	7~14Y		4.0±0.9			28.0±11.4	117.0±46.2	
Sutphen 等人[31]	水灌注 LR	27	6.5~12Y[a]	80.9±24.3		141.7±47.2		30.4±11.9	95.6±38.1	13.0±13.0（静息）60.5±22.0（排便）
Banasiuk 等人[8]	固态 3DARM	9	2~5Y	94（24）	2.2（0.5）	201（60）[b]	13.3（7.5）	34（28.8）[c]	36（27）[c]	
		19	5~8Y	86（15）	2.4（0.4）	206（40）[b]	11.1（3.2）	25（32.9）[d]	37.2（35.9）[d]	
		19	9~12Y	94（15）	2.9（0.6）	206（59）[d]	13.7（5.9）	14.7（6.9）	36.3（19.8）	
		14	12~17Y	96（19）	3.1（0.7）	229（65）	18.6（15.1）	22（11.9）	55（39.9）	

注：M 指月数，Y 指年数，LR= low resolution 低分辨率；
a 大约；b 对 7 名患者进行评估；c 对 5 名患者进行评估；d 对 18 名患者进行评估

- 评估对标准药物疗法无反应的伴或不伴大便失禁的持续性便秘。
- 评估肉毒杆菌毒素注射和生物反馈等治疗干预前后的肛门直肠功能。
- 评估排便动力：排便时肛门括约肌和盆底肌的松弛失调，称为排便协同失调，可能是便秘的潜在原因。排便动力可在成年人行努挣动作时使用 ARM 进行实时评估，且能够让临床医生根据直肠压力是否充分或不充分增加及减压失败或异常增加，可将排便协同失调区分为不同的表型（1～4 型）[36]。无论何种 ARM 表型，排便失调都会导致出口梗阻性便秘。无法排出球囊即可确诊。对于儿童，由于检查时采取的侧卧位以及在临床医生面前排便产生的焦虑，用力排便动作和气囊逼出试验都可能被错误地标记为阴性[19]。

8.5　未来展望及结论

在过去的 10 年中，由于在探头微型化和压力记录系统方面取得了显著技术进步，从而使人们对肛门直肠功能有了更详细的了解。HRAM 和 3DHDAM 系统将逐渐取代传统的低分辨率肛门直肠测压法。然而，在儿童患者中，虽然 HRAM 可以更好地描述成人及儿童患者的排便障碍表型、大便失禁和肛门直肠运动障碍情况，但其临床应用仍受限于标准化、结果判读和正常参考值。相信新系统在临床中的应用日益广泛，必将大大改善目前根据特定测压模式和潜在病理生理异常所开展的适宜治疗。

参考文献

1. Fritsch H, Brenner E, Lienemann A, Ludwikowski B. Anal sphincter complex: reinterpreted morphology and its clinical relevance. Dis Colon Rectum. 2002; 45(2): 188–194.
2. Kumar S, Ramadan S, Gupta V, Helmy S, Atta I, Alkholy A. Manometric tests of anorectal function in 90 healthy children: a clinical study from Kuwait. J Pediatr Surg. 2009; 44(9): 1786–1790.
3. Benninga MA, Wijers OB, van der Hoeven CW, Taminiau JA, Klopper PJ, Tytgat GN, et al. Manometry, profilometry, and endosonography: normal physiology and anatomy of the anal canal in healthy children. J Pediatr Gastroenterol Nutr. 1994; 18(1): 68–77.
4. Bajwa A, Emmanuel A. The physiology of continence and evacuation. Best Pract Res Clin Gastroenterol. 2009; 23(4): 477–485.
5. Rasijeff AMP, Withers M, Burke JM, Jackson W, Scott SM. High-resolution anorectal manometry: a comparison of solid-state and water-perfused catheters. Neurogastroenterol Motil. 2017; 29(11): 13124. https://doi.org/10.1111/nmo.13124.

6. Lee TH, Bharucha AE. How to perform and interpret a high-resolution anorectal manometry test. J Neurogastroenterol Motil. 2016; 22(1): 46–59.

7. Ambartsumyan L, Rodriguez L, Morera C, Nurko S. Longitudinal and radial characteristics of intra-anal pressures in children using 3D high-definition anorectal manometry: new observations. Am J Gastroenterol. 2013; 108(12): 1918–1928.

8. Banasiuk M, Banaszkiewicz A, Dziekiewicz M, Załęski A, Albrecht P. Values from three-dimensional high-resolution anorectal manometry analysis of children without lower gastrointestinal symptoms. Clin Gastroenterol Hepatol. 2016; 14(7): 993–1000.e3.

9. Di Lorenzo C, Hillemeier C, Hyman P, Loening-Baucke V, Nurko S, Rosenberg A, et al. Manometry studies in children: minimum standards for procedures. Neurogastroenterol Motil. 2002; 14(4): 411–420.

10. Rodriguez L, Sood M, Di Lorenzo C, Saps M. An ANMS-NASPGHAN consensus document on anorectal and colonic manometry in children. Neurogastroenterol Motil. 2017; 29(1): 12944. https://doi.org/10.1111/nmo.12944.

11. Tran K, Kuo B, Zibaitis A, Bhattacharya S, Cote C, Belkind-Gerson J. Effect of propofol on anal sphincter pressure during anorectal manometry. J Pediatr Gastroenterol Nutr. 2014; 58(4): 495–497.

12. Keshtgar AS, Choudhry MS, Kufeji D, Ward HC, Clayden GS. Anorectal manometry with and without ketamine for evaluation of defecation disorders in children. J Pediatr Surg. 2015; 50(3): 438–443.

13. Pfefferkorn MD, Croffie JM, Corkins MR, Gupta SK, Fitzgerald JF. Impact of sedation and anesthesia on the rectoanal inhibitory reflex in children. J Pediatr Gastroenterol Nutr. 2004; 38(3): 324–327.

14. Lamparyk K, Mahajan L, Debeljak A, Steffen R. Anxiety associated with high-resolution anorectal manometry in pediatric patients and parents. J Pediatr Gastroenterol Nutr. 2017; 65(5): e98–e100.

15. Fortier MA, Kain ZN. Treating perioperative anxiety and pain in children: a tailored and innovative approach. Paediatr Anaesth. 2015; 25(1): 27–35.

16. Dias R, Baliarsing L, Barnwal NK, Mogal S, Gujjar P. Role of pre-operative multimedia video information in allaying anxiety related to spinal anaesthesia: a randomised controlled trial. Indian J Anaesth. 2016; 60(11): 843–847.

17. Lewis Claar R, Walker LS, Barnard JA. Children's knowledge, anticipatory anxiety, procedural distress, and recall of esophagogastroduodenoscopy. J Pediatr Gastroenterol Nutr. 2002; 34(1): 68–72.

18. Zar-Kessler C, Belkind-Gerson J. Anorectal manometry. In: NT CF, Di Lorenzo C, editors. Pediatric neurogastroenterology. Cham: Springer; 2017. pp. 117–128.

19. Belkind-Gerson J, Goldstein AM, Kuo B. Balloon expulsion test as a screen for outlet obstruction in children with chronic constipation. J Pediatr Gastroenterol Nutr. 2013; 56(1): 23–26.

20. Carrington EV, Brokjaer A, Craven H, Zarate N, Horrocks EJ, Palit S, et al. Traditional measures of normal anal sphincter function using high-resolution anorectal manometry (HRAM) in 115 healthy volunteers. Neurogastroenterol Motil. 2014; 26(5): 625–635.

21. Noelting J, Ratuapli SK, Bharucha AE, Harvey DM, Ravi K, Zinsmeister AR. Normal values for high-resolution anorectal manometry in healthy women: effects of age and significance of rectoanal gradient. Am J Gastroenterol. 2012; 107(10): 1530–1536.

22. Li Y, Yang X, Xu C, Zhang Y, Zhang X. Normal values and pressure morphology for three-dimensional high-resolution anorectal manometry of asymptomatic adults: a study in 110 subjects. Int J Color Dis. 2013; 28(8): 1161–1168.

23. Coss-Adame E, Rao SS, Valestin J, Ali-Azamar A, Remes-Troche JM. Accuracy and Reproducibility of High-definition Anorectal Manometry and Pressure Topography Analyses in Healthy Subjects. Clin Gastroenterol Hepatol. 2015; 13(6): 1143–1150.e1.

24. Vitton V, Ben Hadj Amor W, Baumstarck K, Grimaud JC, Bouvier M. Water-perfused manometry vs three-dimensional high-resolution manometry: a comparative study on a large patient population with anorectal disorders. Color Dis. 2013; 15(12): e726–e731.

25. Carrington EV, Grossi U, Knowles CH, Scott SM. Normal values for high-resolution anorectal manometry: a time for consensus and collaboration. Neurogastroenterol Motil. 2014; 26(9): 1356–1357.

26. Lee HJ, Jung KW, Han S, Kim JW, Park SK, Yoon IJ, et al. Normal values for high-resolution anorectal manometry/topography in a healthy Korean population and the effects of gender and body mass index. Neurogastroenterol Motil. 2014; 26(4): 529–537.

27. Tang YF, Chen JG, An HJ, Jin P, Yang L, Dai ZF, et al. High-resolution anorectal manometry in newborns: normative values and diagnostic utility in Hirschsprung disease. Neurogastroenterol Motil. 2014; 26(11): 1565–1572.

28. Benninga MA, Omari TI, Haslam RR, Barnett CP, Dent J, Davidson GP. Characterization of anorectal pressure and the anorectal inhibitory reflex in healthy preterm and term infants. J Pediatr. 2001; 139(2): 233–237.

29. de Lorijn F, Omari TI, Kok JH, Taminiau JA, Benninga MA. Maturation of the rectoanal inhibitory reflex in very premature infants. J Pediatr. 2003; 143(5): 630–633.

30. Li ZH, Dong M, Wang ZF. Functional constipation in children: investigation and management of anorectal motility. World J Pediatr. 2008; 4(1): 45–48.

31. Sutphen J, Borowitz S, Ling W, Cox DJ, Kovatchev B. Anorectal manometric examination in encopretic-constipated children. Dis Colon Rectum. 1997; 40(9): 1051–1055.

32. Wu JF, Lu CH, Yang CH, Tsai IJ. Diagnostic role of anal sphincter relaxation integral in high-resolution anorectal manometry for Hirschsprung disease in infants. J Pediatr. 2018; 194: 136–141.e2.

33. Langer JC, Rollins MD, Levitt M, Gosain A, Torre L, Kapur RP, et al. Guidelines for the management of postoperative obstructive symptoms in children with Hirschsprung disease. Pediatr Surg Int. 2017; 33(5): 523–526.

34. Siddiqui A, Rosen R, Nurko S. Anorectal manometry may identify children with spinal cord lesions. J Pediatr Gastroenterol Nutr. 2011; 53(5): 507–511.

35. Huang YH. Neurogenic bowel: dysfunction and rehabilitation. In: Cifu DX, Lew HL, editors. Braddom's clinical handbook of physical medicine and rehabilitation. Amsterdam: Elsevier; 2018. pp. 143–149.e7.

36. Ratuapli SK, Bharucha AE, Noelting J, Harvey DM, Zinsmeister AR. Phenotypic identification and classification of functional defecatory disorders using high-resolution anorectal manometry. Gastroenterology. 2013; 144(2): 314–322.e2.

图 集

9

塞巴斯蒂亚诺·邦文特雷、加布里埃莱·巴莱
塔、萨尔瓦托雷·托洛内、马西莫·贝利尼

9.1 静息压

静息压主要由肛门内括约肌的活动产生，负责在静息状态下控便；它还受到痔静脉丛和肛门外括约肌压力的影响。为了让患者适应探头并使肛门括约肌张力稳定至基线水平，静息压需要等待至少 1 min（稳定期）后记录。

经过对患者左侧卧屈膝位静息状态下约 60 s 的分析记录，肛管静息压将在高分辨率彩色肛门测压图显示为 1 个高压区（HPZ）（图 9-1，箭头 1），由近端和远端 2 个低压区（冷色调）分隔，代表直肠和外部环境。

在 3D 高分辨率测压图中，肛管静息压在图像中显示为哑铃状：中央高压

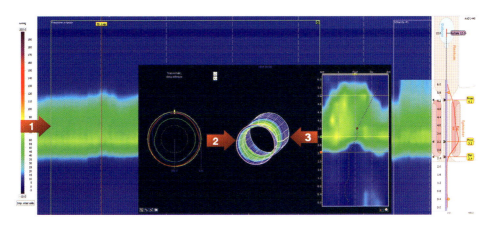

图 9-1　静息压

环压缩肛管直径的程度将表示其压力大小（箭头2），黄线表示了肛管前部的状态（箭头3）（图9-1）。

　　在对肛管静息压的分析过程中，需要评估的内容包括肛管静息压的平均压力、高压区的长度以及对称性。

9.2　收缩压

　　评估肛门外括约肌的收缩压需要患者配合进行连续3次最大程度地缩肛动作，每次持续5 s（快速收缩，图9-2a），以及一次持续30 s的持续缩肛动作（持续收缩，图9-2b）。

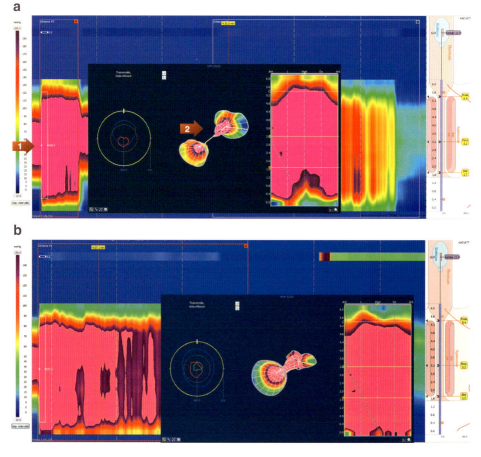

图9-2　（a）快速收缩，（b）持续收缩

自主的缩肛动作在高分辨率彩色肛门测压图上会展示为暖色调图形（图9-2，峰压 356.0 mmHg，箭头 1）。

在 3D 高分辨率测压图中，收缩压会呈现沙漏样图像（图 9-2，箭头 2）：这表示中央压力峰值会完全或部分闭塞肛管，而近端和远端则为 2 个低压区边界。

3D 图像还可以检测外肛括约肌收缩时的不对称性（例如由创伤或医源性损伤引起的不对称性），这是通过简单的 2D 高分辨率彩色肛门测压图评估无法检测到的。

9.3　力排

在生理条件下，力排会导致腹压增加（向下动作的结果），同时还会伴随肛管放松。在测量过程中，患者需保持左侧卧，重复模拟排便动作至少3 次。

在力排时，高分辨率彩色肛门测压图可能观察到图像向冷色调颜色转变（图 9-3，箭头 1），这象征着括约肌产生了生理性的括约肌松弛反应（在图9-3 中，放松产生的压力为 37.4 mmHg）；为了确认患者进行了正确的力排动作，需要在直肠传感器彩色测压图上（箭头 2）观察压力是否有效增加：当直肠压力增加超过 40 mmHg 时，说明力排动作是有效的。

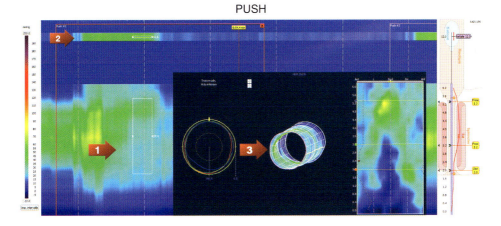

图 9-3　力排

在 3D 高分辨率测压图上，相较于动作发生前的几秒，模拟排便动作可以使肛管的直径呈对称增加（箭头 3）。

9.4　直肠肛门抑制反射（Recto-anal inhibitory reflex, RAIR）

直肠肛门抑制反射的评估需要通过对肛门测压探头上放置的气囊逐步注入空气，以此来扩张直肠壁。

如果该反射弧完好，与空气注入的前几秒钟相比，直肠内的压力会增加（箭头 1），同时括约肌会松弛，在 3D 测压图像中表现为肛管直径增加（箭头 2）。在 2D 的高分辨率彩色肛门测压图上，压力值向冷色调颜色（箭头 3）变化，要引发 RAIR 至少要往球囊中注入 20 mL 的气体，但为了更好地评估 RAIR，应逐步注入气体到至少 60 mL。

9.5　咳嗽反射

咳嗽反射可以验证反射弧的完整性。该反射弧主要由会阴神经和骶神经根组成，这保证了在咳嗽这类动作中，排便可以被有效控制：咳嗽会引起腹压增加，同时还会引起外肛括约肌的收缩，使得括约肌压力上升。当出现神经性或机械性问题（如创伤或神经受压）导致这一反射消失时，患者就可能出现排便失禁的情况。

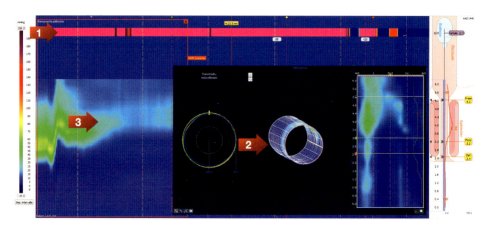

图 9-4　直肠肛门抑制反射（Recto-anal inhibitory reflex, RAIR）

在图 9-5 中可以观察到，咳嗽动作期间，直肠传感器中的压力上升（箭头 1），生理反射弧被激活，引起肛门外括约肌的收缩（括约肌传感器显示出暖色调颜色）（箭头 2）。

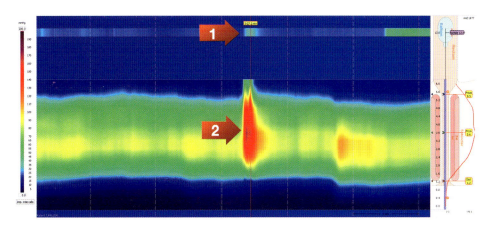

图 9-5 咳嗽反射

9.6 耻骨直肠肌的异常收缩

耻骨直肠肌异常收缩是盆底肌肉的一种功能失调情况，可能在用力排便时出现：在正常情况下，耻骨直肠肌环在用力排便时会松弛，使排便通道变直，帮助粪便顺利排出。

在这种不协调排便的类型中，存在一种肌肉不协调的特征，表现为耻骨直肠肌的异常收缩。这类患者中可以被检测到力排时有正确的向下推动力（图 9-6，箭头 1），但由于耻骨直肠肌环的异常收缩阻碍了生理性排便，导致排便受阻。

这种功能失调的情况在高分辨率彩色肛门测压图上可以清晰地表现出来，当患者被要求力排时，压力改变呈现为暖色（可与生理性压力改变的冷色调相比），其峰值出现在肛管的近端部（箭头 2）（图 9-6）。

由于耻骨直肠肌的典型环状走行，高清晰度测压图像显示出肛管后部的不对称压力增加（箭头 3）。

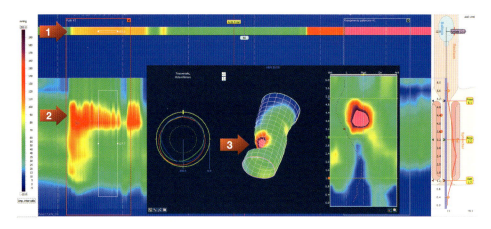

图 9-6 耻骨直肠肌异常收缩

9.7 肛门外括约肌的异常收缩

图 9-7 显示了肛门外括约肌紧张时的异常收缩：2D 彩色测压图显示，由于肛门外括约肌的异常收缩，整层肛门括约肌的颜色向暖色改变（箭头 1），与此同时，由于用力排便的动作，直肠压力也增加（箭头 2）。

3D 高分辨率测压图中显示肛管直径的普遍缩小（箭头 3）：值得注意的是，在这类患者身上，是不可能观察到耻骨直肠肌异常收缩时产生的典型肛管后部压力增加。

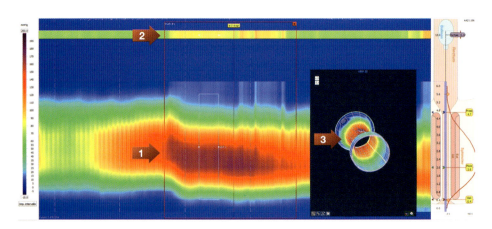

图 9-7 肛门外括约肌异常收缩

9.8　肛门括约肌松弛功能受损

　　肛门括约肌松弛功能受损也是一种与排便相关的盆底肌肉功能失调的症状：在2D彩色测压图中，力排时的向下推动力是正常的（图9-8，箭头1），但压力值显示没有向冷色改变（在生理性力排的情况下可以观察到冷色调变化）；与力排前相比，肛门括约肌松弛功能受损的特征是高压区的持续存在（箭头2）。

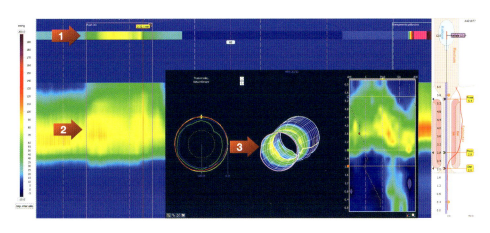

图9-8　肛门括约肌松弛功能受损

　　在3D高分辨率测压图中，肛管直径的生理性增加并不明显，但在静息状态下可能检测到持续存在的"哑铃状"图像（箭头3）。

9.9　静息压不足

　　静息压不足可能导致大便失禁：其主要原因为分娩和围产期进行的会阴切开术；其他原因还可能是创伤性括约肌损伤、神经原因、炎症性肠病，或肛裂、肛瘘、肛周肿瘤等手术产生的继发性医源性损伤。

　　在图9-9a中，可以看到静息压的降低：与正常情况相比这种症状的特征是，高压带长度减少和向冷色改变（箭头1）。3D高分辨率测压图显示，与正常状态的哑铃状图像相比，静息压偏低时静息状态下肛管直径变大（箭头2）。

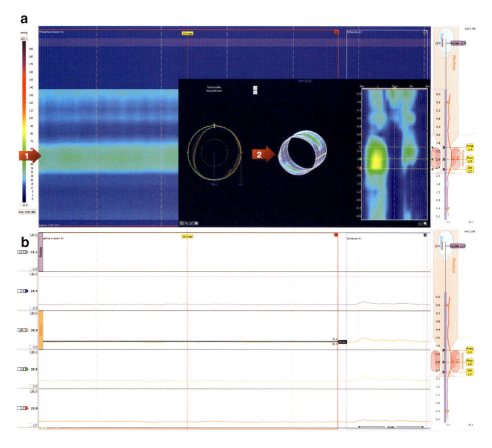

图 9-9   静息压不足

图 9-9b 显示了相应的常规测压模式：平均静息压为 30.4 mmHg，压力峰值为 33.2 mmHg。

图 9-10 中显示了患有溃疡性结肠炎和造口患者静息压力的完全消失；2D 彩色肛门测压图显示未检测到压力（箭头 2）；3D 测压图显示肛管直径显著增加（箭头 1），生理静息压的特征哑铃状图像完全消失。

9.10   收缩压不足

肛门外括约肌的生理性收缩状态在 2D 高分辨率彩色肛门测压图将显示随着时间推移而始终维持的暖色，并在 3D 高分辨率测压图上，表现为肛管的直径减小。

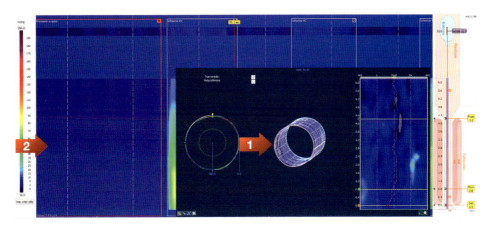

图 9-10 溃疡性结肠炎和造口患者的静息压消失

在图 9-11 中，显示了一位多发性硬化症患者的自主收缩不足的情况：在收缩过程中，高压区没有达到人们在生理条件下所需要达到的暖色，甚至他的峰值压力也不足（最大收缩压：101.0 mmHg，箭头 2）。

3D 高分辨率测压图显示，在收缩过程中，肛管并未完全关闭，而是保持张开状态（箭头 1），且没有任何不对称迹象。

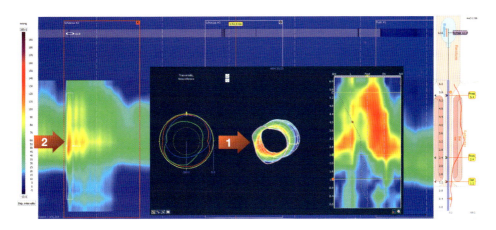

图 9-11 收缩压不足

9.11 肛门括约肌损伤

括约肌损伤可能由不同原因导致：可能是阴道分娩导致的产科问题，也可能是由外伤或医源性原因引起。

它可导致活动性大便失禁，伴有紧迫性和持续性的排便刺激感，还可引起遗粪。

图 9-12 为经括约肌型肛瘘患者在接受括约肌切开术后出现的肛门外括约肌医源性损伤。

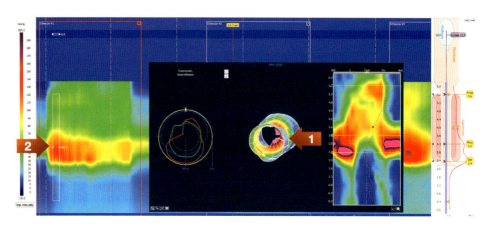

图 9-12　外括约肌损伤

通过高分辨率肛门测压图，在自主收缩期间可以明显看出肛门外括约肌受损的后果：在 2D 彩色肛门测压图上，可以通过向暖色（箭头 2）的变化来观察压力的增加，可能无法达到收缩压应有的颜色，这显示了括约肌确有受损，但没有提供有关可能受伤部位的任何信息。

相对而言，3D 高分辨率彩色肛门测压图在这种情况下特别有用，因为在自主收缩期间，可以观察到高压区（箭头 1）的明显不对称性，这在简单的高分辨率图像中无法检测。该患者的肛门外括约肌活动仅能在肛管前侧保持，在后侧减弱。

图 9-13 显示了肛门外括约肌创伤性损伤的测压特征：2D 彩色肛门测压图显示多个压力峰值（较暖的颜色，箭头 1），其特点是持续时间短且强度不足（压力为：81.3 mmHg）；3D 测压图像突出显示了不对称收缩，其特征是仅沿肛管后侧出现肌肉活动（箭头 2）。

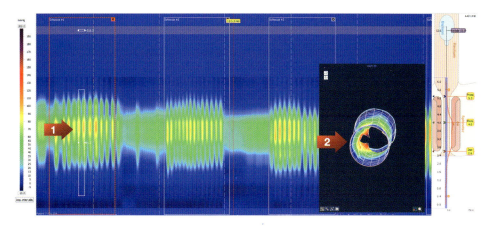

图 9-13　创伤性肛门括约肌损伤

9.12　直肠脱垂

在高分辨率测压图过程中，直肠脱垂的典型图形将出现在力排阶段：图 9-14 显示了在 2D 高分辨率彩色肛门测压图中，在进行适当的力排动作时压力的增加不仅会出现在直肠传感器（箭头 1），而且较暖调的颜色还会出现在肛管中（箭头 2）。这些彩色图形显示了肛管内压力增加与排便障碍是相符的（箭头 3）（图 9-14）。

在 3D 测压图形中，模拟力排时，耻骨直肠肌压力出现不对称增加（箭头 4），伴有肛管近端管径减小（箭头 5）。

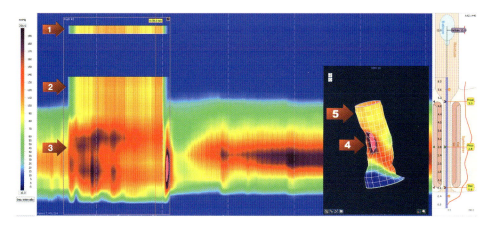

图 9-14　直肠脱垂患者的耻骨直肠肌异常收缩

在图9-15中，显示了行经肛门吻合器直肠部分切除术（STARR）的患者直肠脱垂特征：箭头1表示向下力排时，肛门括约肌上方的压力增加；箭头2显示了常规测压的轨迹，在力排中弥漫性的压力增加。

在图9-16中，显示直肠脱垂患者的生理性肛门括约肌放松：在模拟排便过程中，压力的增加不仅出现在直肠传感器（由于向下排便的动作）上，而且肛门括约肌上方的暖色似乎也下降（箭头1），在连续力排动作时下沉的更明显（箭头2）。这种情况在括约肌适当放松时也会出现：二维彩色测压图显示，与正确的力排动作对应的，肛门括约肌压力的颜色向冷调变化（箭头3）（图9-16）。

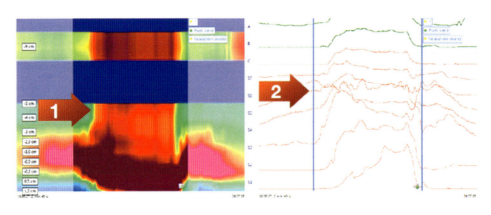

图9-15　经肛门吻合器直肠部分切除术后复发直肠脱垂

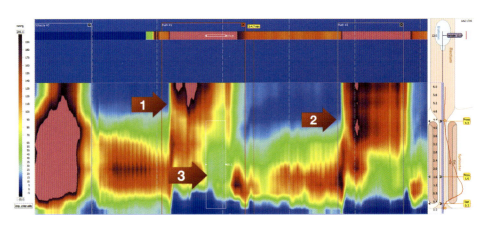

图9-16　直肠脱垂患者的生理性肛门括约肌放松

9.13　肛裂

　　肛裂患者可能会出现内括约肌的高张力状态，这会减慢或抑制溃疡修复。

　　图9-17显示了肛裂患者静息压的变化：与生理状态的静息压相比，高分辨率彩色肛门测压图显示了一个以暖色（箭头1）为主的特征性高压区。3D高分辨率测压图的特征是，与生理状态的哑铃形图像相比，出现对称性的肛管直径缩小（箭头2）。

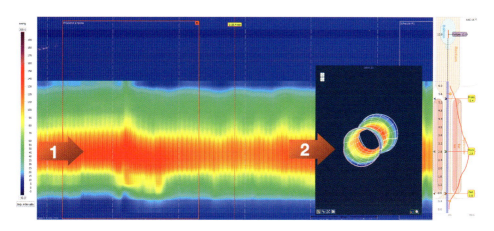

图9-17　肛裂

9.14　血管畸形继发脑出血后的神经损伤

　　在图9-18中显示血管畸形继发脑出血导致的会阴神经损伤的图形：很容易注意到，测压检查的每一步都没有引起括约肌的任何反应：在生理状态下，咳嗽时将会引起肛门外括约肌的收缩，而该患者的情况相反，在咳嗽时也没有反应（箭头1）；在自主收缩和模拟力排时（箭头2和箭头3），沿括约肌传感器未检查记录到任何活动，高压区持久不变。

9.15　巨结肠病

　　图9-19报道了一个在儿童时期被诊断为先天性巨结肠病例：气囊内充气

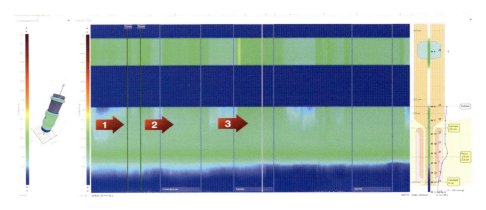

图 9-18　既往脑出血的神经损伤

RAIR

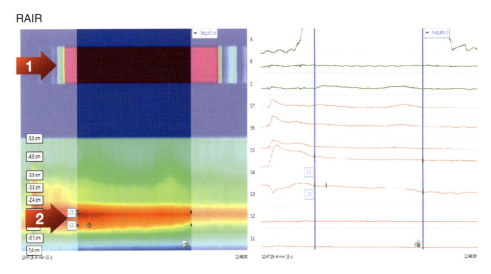

图 9-19　巨结肠病

后，随之而来的直肠传感器压力增加（箭头 1），但不会引发括约肌的生理性放松；相反，值得注意的是高压区（箭头 2）的持续不变性。

　　在图 9-20 中，即使经过 10 次气囊充气式操作（最大充气量 240 mL）（箭头 1），括约肌传感器上也没有观察到直肠肛门抑制反射，高分辨率彩色肛门测压图（箭头 2）显示高压区持久不变，3D 高清测压图（箭头 3）显示肛管直径缩小。

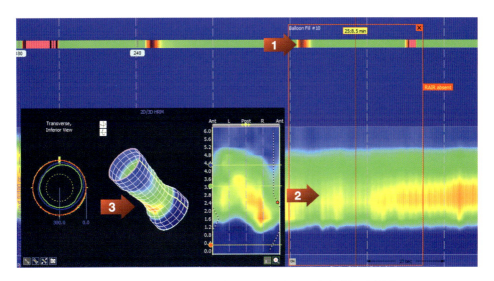

图 9-20　在大量气囊充气后显示的直肠肛门抑制反应缺失

9.16　佩戴子宫托患者的力排动作

图 9-21 显示了因子宫脱垂而佩戴子宫托的女性患者模拟力排动作。在做适当的力排动作时，可检测到有一片沿着括约肌传感器下沉的附属高压区（箭头 1）。与直肠脱垂患者的彩色肛门测压图不同，在该患者中，括约肌处不会

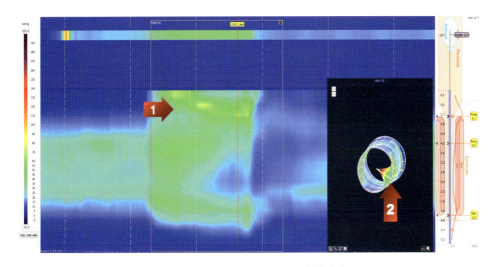

图 9-21　佩戴子宫托患者的力排动作

出现弥漫性的暖色区域，而是限制在一个沿着肛管下降的短压力区域。

在 3D 测压图中，压力仅可被沿高分辨率测压探头的前部传感器检测到（箭头 2）；这与子宫托的解剖位置是一致的。

9.17　排便协调障碍的分型（RAO 教授的分型）

Ⅰ型排便协调障碍的特征是在充分的力排时，将出现直肠压力 ≥ 40 mmHg 的增幅（箭头 1），同时伴有耻骨直肠肌的收缩失调；箭头 2 表示力排时肛管的压力增加（图 9-22）。

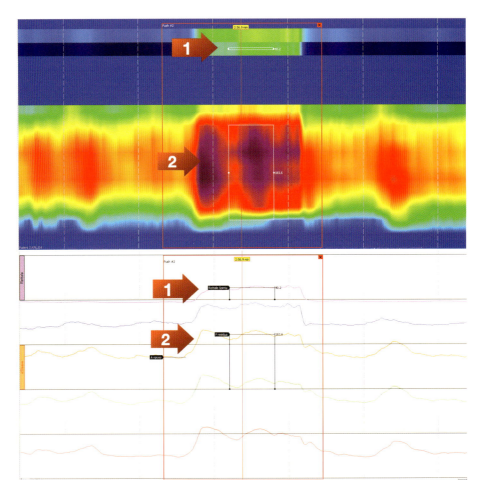

图 9-22　Ⅰ型

Ⅱ型排便协调障碍的特征在力排过程中，沿着直肠产生的推进力不足（箭头1显示直肠传感器的压力没有增加），并伴有肛门括约肌压力的矛盾性增加（箭头2）（图9-23）。

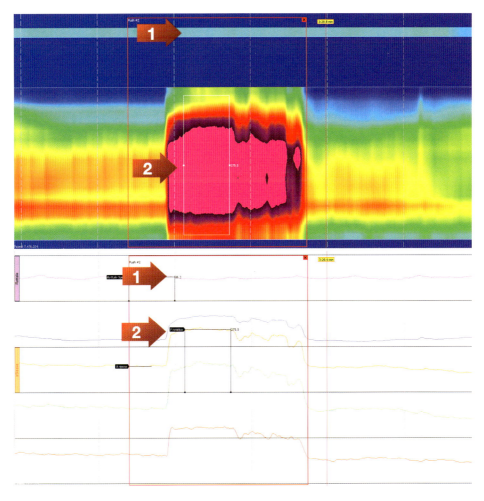

图9-23　Ⅱ型

Ⅲ型排便协调障碍的特征是在力排过程中，肛管压力正常产生（箭头1显示肛管压力增加＞40 mmHg），但同时出现肛门括约肌放松不充分（括约肌放松量＜20%或 =20%）（箭头2）（图9-24）。

Ⅳ型排便协调障碍的患者在力排时无法产生足够的推进力（箭头1表示直肠传感器的压力增加不足），并伴有肛门括约肌松弛缺失或不足（箭头2）（图9-25）。

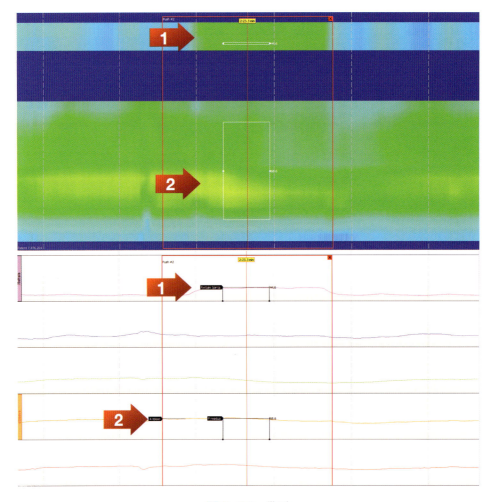

图 9-24　Ⅲ型

9.18　伪影

伪影可能是由于探头校准错误或某些传感器的损坏。在图 9-26 中，高分辨率彩色肛门测压图显示了不同的高压区和它们之间的低压区（箭头 1）：这幅图像可能会让人质疑肛管解剖结构是否有改变。在 3D 测压图像上，可以注意到肛管重建似乎也有显著改变。

伪影的原因在图 9-26b 中很容易被发现，在移除探头（箭头 2）后，它继续记录着高压和低压区，并变化着三维重建图形：当压力传感器没有施加压力

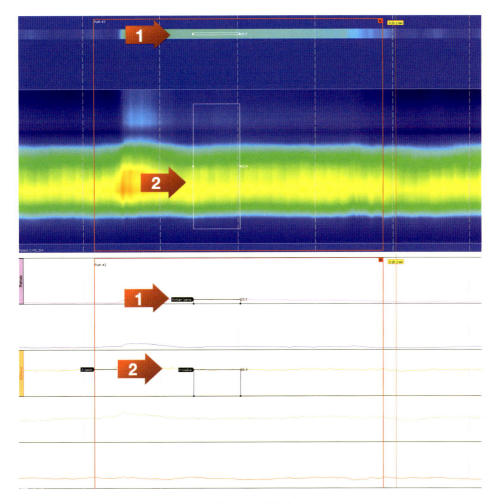

图 9-25 IV型

时，应该会出现弥漫性低压图。

这种特殊的伪影可能是由探头传感器损坏或错误使用保护套而产生的。

在图 9-27 中，伪影是由于固定气囊的弹性装置错位造成的：可以注意到直肠传感器中出现了一个高压区（暖色，箭头 1），并且在移除气囊或移动探头后，高压区也没有消失。

直肠传感器上的弹性装置脱位是出现高压区的原因。

图 9-28 显示了被滞留在探头保护套内的气体所产生的伪影：位于探头顶部的气囊与护套之间有一个松散的接口，这可能导致气体从气囊外溢入保护套

工件

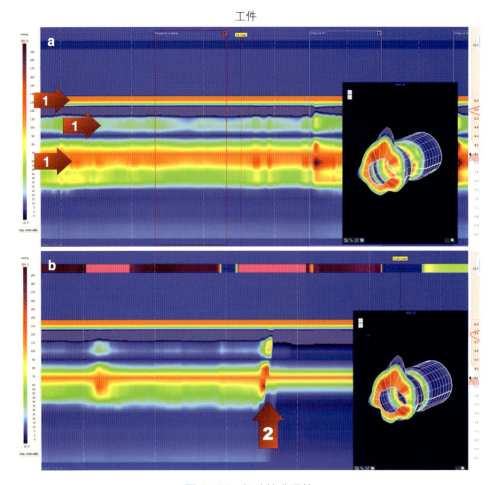

图 9-26 探头校准误差

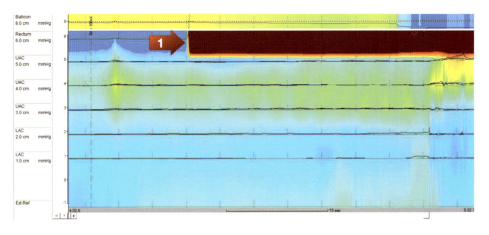

图 9-27 气囊和弹性装置错位

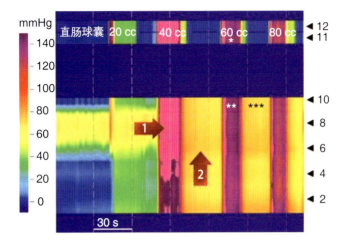

图 9-28 气体滞留

中，在（箭头 1）和（箭头 2）连续充气动作期间，括约肌传感器会检测到压力增加。

参考文献

1. Conklin J, Pimentel M, Soffer E. (2009) Color Atlas of High Resolution Manometry. https://doi.org/10.1007/978-0-387-88295-6.

术语表

10

雷纳托·博基尼、米凯拉·扎里、帕斯夸莱·塔伦托、安德烈亚·潘切蒂

肛门静息压：是静息状态下可检测到的压力。肛压的基线图将会提示在距离肛缘 1.6 cm 有一处 70～80 mmHg 压力峰值，这反映了肛门内括约肌（IAS）的张力水平。此外，在距耻骨直肠肌后方 2.4～4 cm 处压力有一个波峰。压力在轴向和圆周向有明显的不对称性。软件可在肛管最高压力区测得平均静息压（MeRAP）和最大静息肛门压（MRAP）。静息压是指稳定一段时间后静息时高压带测得的压力。最大静息肛门压是指被测量仪记录的肛门静息压最高值[1-4]。

肛门静息压力：静态条件下静息时可检测到的压力。基线肛门压力剖面显示，在距离肛门边缘 1.6 cm 处，压力峰值为 70～80 mmHg 范围内，这与 IAS 水平相对应。此外，在距耻骨直肠肌 2.4～4 cm 的后方压力处有一个驼峰。压力在轴向和周向上明显不对称。软件测量肛管最高压力区平均静息（MeRAP）和最大静息肛压（MRAP）。静息压力是经过一段时间的稳定后，静息时高压带内的压力。最大静息压力是有记录的最高静息压力[1-4]。

肛门括约肌松弛积分（ASRI）：模拟 HR 食管测压法测定的远端收缩积分，计算收缩幅度积分 ×duration ×length（从过渡区到食管下括约肌近端缘，远端收缩超过 20 mmHg 的 mmHg-s-cm）；用于量化 RAIR；ASRI < 10、15 和 20 mmHg（分别为 ASRI10、ASRI15 和 ASRI20）在观测时间窗被用来量化 RAIR 的振幅[5]。

气囊排出试验（BET）：通过 BET 测试排出能力：患者被要求排出一个 50 mL 充满水的气球，气球连接在一个 Foley 导管上，放在一个隐蔽的马桶

上。根据大多数作者的说法，如果气球在 2 min 或 3 min 内没有排出，则必须停止测试。气球排出时间（BET）< 120/180 s 被认为是正常的。如果患者不能排出球囊。

肛门括约肌松弛积分（ASRI）：这是一种模拟高分辨率食管测压测定法的远端收缩积分，该积分需要计算收缩幅度 × 时长 × 长度（单位为：mmHg-s-cm，测量从移行区到食管下括约肌近端缘超过 20 mmHg 的末梢收缩压力的长度）；该积分可用于量化直肠肛门抑制反射（RAIR）。同理，ASRI < 10、15、20 mmHg（ASRI10、ASRI15 和 ASRI20）可分别用作量化 RAIR 幅度变化的观察时间窗[5]。

球囊逼出试验（BET）：可用于测试患者排便能力；在保证患者隐私的情况下，嘱患者坐在坐便器上，并让其排出一个装填了 50 mL 水的连接在 Foley 导尿管上的球囊。基于大多数作者的共识，如果球囊在 2 或 3 min 内没有被排出，则必须停止测试。球囊排出时间（BET）< 120/180 s 被认为是正常的。如果患者不能自主排出球囊，则可以通过滑轮将球囊连接到外部重物，借助外力拉出，重力应该自 50 g 开始逐渐增加，最大可达 564 g[6-9]。

咳嗽反射试验：是一种对于对肛管、直肠压力的检测试验，对于大便失禁的评估很重要（是患者自主咳嗽时记录的最大压力与肛管内相同水平的静息压之差）；在腹内压突然上升时，肛管收缩压的增强能力是维持排便自控能力的重要机制。这种方法可评估大便失禁患者脊柱反射通路的完整性。嘱患者咳嗽或吹气球，正常情况下，腹压增加会引起肛门外括约肌收缩。该检查可反复多次进行[10]。

排便指数（或称为直肠肛管指数）：是一种对于肛管内压力和括约肌残存压比例的评估[11, 12]。在正常排便时，理论上直肠压力应该大于肛门压力。排便指数是对排便过程中直肠肛管协调性的一种简单实用的定量评估。正常的排便指数 > 1.5。不需要高分辨率测压（HRM）的检查，指数 < 1.3 即可成为诊断排便障碍的证据。然而，一些研究观察到，大约 20% 的无症状患者通过 HRM 检测出了排便失调。

哑铃形：在 3D 图上，静息时的图形呈现为哑铃形，典型图像时中央有一个高压环、两端末呈低压区[10]。

协同功能障碍：其特征是在力排时肛门括约肌和（或）耻骨直肠肌的矛盾收缩，或者在尝试排便时这些肌肉未能正确放松[13]。

肛管功能长度：定义为肛管静息压超过直肠静息压至少 5 mmHg 的区域长度[10]。

功能性排便障碍：根据罗马 Ⅳ 标准[14]，根据肛肠测压数据及患者产生足够排便推力的能力和括约肌收缩的类型，可以将其分为 4 种类型：

1. Ⅰ型协同功能障碍的特征是直肠推进充足，伴有肛门矛盾收缩。

2. Ⅱ型协同功能障碍的特征是直肠推进功能不足，伴有肛门矛盾收缩。

3. Ⅲ型协同障碍的特征是直肠推进力充足，肛门不完全松弛。

4. Ⅳ型协同障碍的特征是直肠推进功能不足，伴有肛门不完全松弛。

HDAM 或 3D 高分辨率肛门直肠测压 / 轮廓图：只有 HDAM 能提供传感器周围独立传感器测量的压力，并能通过 256 个周向传感器检测的压力变化，通过色彩变化三维重建肛管的形态（与标准 2D HRAM 导管上的 12 个传感器相比）能提供更全面的功能评估[4, 15, 16]。标准 2D HRAM 导管，提供更全面的功能评估[4, 15, 16]。

HPZ（高压带）：定义为静息压力比直肠压力至少高出 30% 的肛管长度[1]。这是由软件自动确定的。Sierra HRM 系统将 HPZ 计算为静息压力框架中平均压力剖面的长度，定义为 { 直肠压力 +［（肛门静息压力 − 直肠压力）× 0.25 ］}。

HRAM（高分辨率肛门直肠测压）：它使用柔性导管（水灌注或固态导管），通常容纳纵向传感器，间隔约 0.6 ～ 1 cm。最近端的 1 个或 2 个传感器（通常间隔更远）可用于记录连接在导管最上部的气球内的球囊内压力，用于直肠膨胀 / 感觉测试[4, 15]。

对于 HDAM 和 HRAM，目前有 2 种系统在实践中：使用固态探头的系统［3D 高分辨率固体探头在 16 条线上有 256 个压力传感器，每条线上有 16 个周向传感器；探针直径为 10.75 mm，长度为 64 mm，内部管腔用于充气气球（3.3 cm 长，容量为 400 cm）并且需要一次性护套］和连续水灌注的（使用 24 通道肛肠测压探头）[17]。内肛门括约肌、外肛门括约肌和耻骨直肠肌的功能和完整性可以在静息、尝试挤压操作和应变（压下）操作时进行评估；测压调查包括许多单独的测试，测试操作的选择（和顺序）符合问题、症状和转诊的原因。测试组成部分可能包括评估肛管长度；肛门静息张力；肛门挤压压力；直肠−肛门抑制反射；咳嗽时的直肛（压）配合；"推"手法时的 recto−肛管（压）协调；直肠感觉和对充气容积与直肠压力关系的评估，往往被不恰当地定义为"顺应性"。

综合加压容积（IPV）：它是模拟疏散过程中肛门松弛的一种测量方法。IPV 不仅反映肛门压力（振幅），还反映松弛持续时间和空间分量（即肛管长度）[18]。它是通过幅度、距离和时间相乘来计算的。这个新参数使得对肛管肌肉收缩力的测量更加精确。此外，有报道称，在无症状个体中，IPV 与 BET 时间的相关性比以前使用的常规参数更强[19]。

等压线：这条线识别了肛肠压力地形中压力处于同一水平的位点。

最大自愿压力：它是在病人施加最大挤压力时肛管任何水平上基线（0）以上所记录的最高压力。

推或拉紧（模拟无直肠膨胀的排便）：为评估排便动态，要求患者尝试推 3 次排便。

HPZ（高压带）：定义为肛管静息压比直肠压高出至少 30% 的长度[1]。这是由软件自动测定所得。Sierra HRM 系统将在静息压区段中将 HPZ 计算为平均压力剖面的长度，公式是：直肠压 + [（肛管静息压 − 直肠压）× 0.25]。

HRAM（高分辨率肛管直肠测压）：采用了柔性导管（水灌注或固态导管），通常有间隔约 0.6～1 cm 放置的纵向传感器。最近端的一个或两个传感器（通常间隔更远）可记录连接在导管最上端球囊内的压力，可用于直肠扩张 / 感觉测试[4, 15]。

对于 HDAM 和 HRAM，目前有 2 种系统在临床使用：使用固态探头的系统（3D 高分辨率固体探头在 16 条线上有 256 个压力传感器，每条线上有 16 个周向传感器；探头直径为 10.75 mm，长度为 64 mm，给球囊充气的内腔长度为 3.3 cm，容量为 400 cm²，探头需要一次性保护套）还有一种需要持续水灌注的系统（使用 24 通道肛肠测压探头）[17]。肛门内括约肌、肛门外括约肌和耻骨直肠肌的功能性和完整性可以在静息、缩肛和力排时进行评估；测压检查包含许多单独的检测，检测操作的选择（和顺序）要根据患者的问题、症状和转诊的原因。检测内容可包括肛管长度、肛管静息压、肛管收缩压、直肠 - 肛管抑制反射、咳嗽反射试验、排便弛缓反射、直肠感觉测试和气囊充气状态与直肠压力关系的评估，通常被不恰当地定义为"直肠顺应性"。

综合加压容积（IPV）：它是一种模拟排便过程中肛门放松的测量方法。IPV 不仅反映肛门压力的变化幅度，还反映松弛持续时间和空间分量（即肛管长度）[18]。它是通过变化幅度、长度和时间相乘计算所得。这个新参数可使肛管肌肉收缩力的测量更加精确。此外，有报道表明，在无症状个体中，IPV

与 BET 时间的相关性比以前使用的常规参数更强[19]。

等压线：这条线是肛管直肠压力轮廓图中压力处于同一水平的位点。

最大自主排便压：是在患者力排时，基线水平（0）以上所记录的肛管最高压力值。

力排（模拟无直肠扩张的排便）：嘱患者尝试 3 次用力排便（间隔 1 min），模拟他在如厕的状态，来评估患者的排便动态。可在尝试排便或模拟排便时测量压力。有报道显示，在正常受试者中该动作将会出现直肠内压力增加（由于腹肌收缩的瓦式动作）和肛管压力下降。力排的 HDAM 图像显示，由于直肠内压力的增加和肛管压力的下降，静息压的图像从圆柱形变化为喇叭形[10]。

直肠顺应性：是通过间断向直肠内球囊充气获得的数据来测量的。球囊膨胀引起球囊内（直肠）压力开始增加，随后压力逐渐下降至稳定值（因为直肠适应了增加的体积）。顺应性的计算结果为球囊体积的变化除以球囊内压力的变化。顺应性的增加可能与巨结肠有关。顺应性的降低与直肠适应性降低有关，如直肠炎（炎症性和放射性）、"保留括约肌手术"等；直肠弹性的降低会导致直肠肌痉挛无法缓解，并可能导致直肠筋膜收缩（可能导致排便失禁）。一些测压管提供的直肠球囊相对较硬。这些球囊可以清洗和重复使用，所以球囊的硬度会随着时间的推移而变化。因此，直肠顺应性和直肠感觉的压力阈值不能通过肛门直肠测压器精准测量；而应使用恒压器（配备一个长且合适的聚乙烯袋）来评估直肠顺应性[20]。

直肠感觉功能：是通过放置在肛门直肠环上方的球囊导管测量直肠扩张的感觉来进行评估。该实验将用空气或液体逐步注入直肠球囊。当患者反应感知到充气气囊时的第一感觉，是患者可感知到的直肠最小容积。在球囊逐渐膨胀的过程中，还需要记录患者感受到有排便欲望的体积（持续的感觉）和患者感受到高度不适和强烈排便欲望的体积（最大耐受体积）。阈值可以根据充气方法（连续或间歇）以及气球的形状和材料的不同而变化[2,3]。

直肠肛管抑制反射（Rectoanal inhibitory reflex, RAIR）：这是一种肛门反射反应，一般通过直肠气囊扩张时的松弛压力或肛管压力损失来描述[21]。肛管压力舒张是由于直肠容积扩张的作用，同时也依赖于肛管上的感受器。正常的 RAIR 表现为在直肠球囊快速膨胀时，肛管压力松弛并短暂性下降超过 50% 的基础压。

直肠肛管压力梯度（RAPG）：它是模拟排便过程中直肠加压和括约肌松

弛/舒张的综合功能^[4,15,22]，计算方法是在力排期间直肠肛管压力梯度最高时，直肠和肛门压力在 2 s 内的压差。肛门松弛的百分比是根据（1－肛门残余压/肛门静息压）×100 计算，其中肛门残余压须测量超过 2 s。

沙漏形：在缩肛过程中，3D 图上的"沙漏"形态或 2D 图上的"λ"形状是典型的肛门外括约肌正常功能的表现^[10]。

感觉-运动反应：它是直肠肛管抑制反射后的一过性肛门收缩。

套筒式传感器或电子套筒：通过记录在肛门括约肌高压带上下 2 个标记值之间的最大压力，从而获得括约肌压力的稳定测量值。软件中的 eSleeve 选项可将在肛管在静息状态、收缩和直肠扩张时纵向范围上记录到的压力值缩减为单一值。它可识别肛门传感器在每个时间点记录的所有压力中的最高值，并用于计算肛门平均和最大静息压以及最大收缩压。在模拟排便过程中，eSleeve 可识别出 20 s 内直肠和肛门压力之间最明显（或最不明显）的差异（即直肠-肛门梯度）。由于 eSleeve 功能使用的测量数值是肛管任意水平在每个时刻记录的最高压力值，HRAM 测量的静息和收缩时肛门括约肌压力值通常高于常规测压法记录的压力值^[4]。

括约肌耐力：指患者能够保持高于静息压的收缩压时长^[2]。

收缩压：是肛门自主收缩后高于静息压的压力增加值，是肛管同一水平处最大自主收缩压力与静息压力的差值^[10]。与肛管其他部位相比，肛管前下段的收缩压更大（$P = 0.017$）。括约肌自主收缩功能的改变与肛门外括约肌功能障碍有关，这是急迫性大便失禁患者的典型症状，可通过耐力指数进行详细阐述。

缩肛：这是患者尽可能用力收缩肛门括约肌并保持的动作。患者缩肛必须保持至少 20 s（但不超过 30 s），在大多数诊疗方案中，该动作需重复 3 次，并让患者在不同阶段之间休息几秒钟。

热或压力漂移：固态传感器容易受到"热漂移"的影响，即由于温度的变化而导致测量压力的变化。通过长时间（1～2 h）的研究发现，基线压力随时间的漂移似乎呈线性。在计算机分析期间，对数据进行热补偿处理可以校正这种基线漂移^[23]。

慢波：具有节律性活动波，频率 9～20 周/min，宽度 2～20 mmHg^[24-26]。

超慢波：频率 0.5～1.5 周/min 的波（在肛裂的情况下，它可作为评估严重程度的指标，并且可对钙阻滞剂或一氧化氮供体药物的不良反应具有预测价值）。

参考文献

1. Ambartsumyan L, Rodriguez L, Morera C, Nurko S. Longitudinal and radial characteristics of intra-anal pressures in children using 3D high-definition anorectal manometry: new observations. Am J Gastroenterol. 2013; 108(12): 1918–1928.

2. Bordeianou LG, Carmichael JC, Paquette IM, Wexner S, Hull TL, Bernstein M, Keller DS, Zutshi M, Varma MG, Gurland BH, Steele SR. Consensus statement of definitions for anorectal physiology testing and pelvic floor terminology (revised). Dis Colon Rectum. 2018; 61(4): 421–427.

3. Coss-Adame E, Rao SS, Valestin J, Ali-Azamar A, Remes-Troche JM. Accuracy and reproducibility of high-definition anorectal manometry and pressure topography analyses in healthy subjects. Clin Gastroenterol Hepatol. 2015; 13(6): 1143–1150.

4. Lee TH, Bharucha AE. How to perform and interpret a high-resolution anorectal manometry test. J Neurogastroenterol Motil. 2016; 22(1): 46–59.

5. Wu JF, Lu CH, Yang CH, Tsai IJ. Diagnostic role of anal sphincter relaxation integral in high-resolution anorectal manometry for hirschsprung disease in infants. J Pediatr. 2018; 194: 136–141.

6. Ratuapli S, Bharucha AE, Harvey D, Zinsmeister AR. Comparison of rectal balloon expulsion test in seated and left lateral positions. Neurogastroenterol Motil. 2013; 25(12): e813–e820.

7. Li Y, Yang X, Xu C, Zhang Y, Zhang X. Normal values and pressure morphology for three-dimensional high-resolution anorectal manometry of asymptomatic adults: a study in 110 subjects. Int J Color Dis. 2013; 28(8): 1161–1168.

8. Bove A, Pucciani F, Bellini M, Battaglia E, Bocchini R, Altomare DF, Dodi G, Sciaudone G, Falletto E, Piloni V, Gambaccini D, Bove V. Consensus statement AIGO/SICCR: diagnosis and treatment of chronic constipation and obstructed defecation (part I: diagnosis). World J Gastroenterol. 2012; 18(14): 1555–1564.

9. Chiarioni G, Kim SM, Vantini I, Whitehead WE. Validation of the balloon evacuation test: reproducibility and agreement with findings from anorectal manometry and electromyography. Clin Gastroenterol Hepatol. 2014; 12(12): 2049–2054.

10. Ihnat P, Vavra P, Gunkova P, Pelikan A, Zonca P. 3D high resolution anorectal manometry in functional anorectal evaluation. Rozhl Chir. 2014; 93(11): 524–529.

11. Seong MK. Assessment of functional defecation disorders using anorectal manometry. Ann Surg Treat Res. 2018; 94(6): 330–336.

12. Seo M, Joo S, Jung KW, Lee J, Lee HJ, Soh JS, Yoon IJ, Koo HS, Seo SY, Kim D, Hwang SW, Park SH, Yang DH, Ye BD, Byeon JS, Jung HY, Yang SK, Rao SS, Myung SJ. A high-resolution anorectal manometry parameter based on integrated pressurized volume: a study based on 204 male patients with constipation and 26 controls. Neurogastroenterol Motil. 2018; 30(9): e13376.

13. Grossi U, Carrington EV, Bharucha AE, Horrocks EJ, Scott SM, Knowles CH. Diagnostic accuracy study of anorectal manometry for diagnosis of dyssynergic defecation. Gut. 2016; 65(3): 447–455.

14. Rao SS, Bharucha AE, Chiarioni G, Felt-Bersma RJ, Knowles C, Malcolm A, Wald A. Functional anorectal disorders. Gastroenterology. 2016; 150(6): 1430–1442.

15. Heinrich H, Misselwitz B. High-resolution anorectal manometry — new insights in the

diagnostic assessment of functional anorectal disorders. Visc Med. 2018; 34(2): 134–139.

16. Dinning PG, Carrington EV, Scott SM. The use of colonic and anorectal high-resolution manometry and its place in clinical work and in research. Neurogastroenterol Motil. 2015; 27(12): 1693–1708.

17. Viebig RG, Franco JTY, Araujo SV, Gualberto D. Water-perfused high-resolution anorectal manometry (HRAM-WP): the first Brazilian study. Arq Gastroenterol. 2018; 55Suppl 1(Suppl 1): 41–46.

18. Jung KW, Joo S, Yang DH, Yoon IJ, Seo SY, Kim SO, Lee J, Lee HJ, Kim KJ, Ye BD, Byeon JS, Jung HY, Yang SK, Kim JH, Myung SJ. A novel high-resolution anorectal manometry parameter based on a three-dimensional integrated pressurized volume of a spatiotemporal plot, for predicting balloon expulsion in asymptomatic normal individuals. Neurogastroenterol Motil. 2014; 26(7): 937–949.

19. Seo M, Joo S, Jung KW, Song EM, Rao SSC, Myung SJ. New metrics in high-resolution and high-definition anorectal manometry. Curr Gastroenterol Rep. 2018; 20(12): 57.

20. Bajwa A, Thiruppathy K, Emmanuel A. The utility of conditioning sequences in barostat protocols for the measurement of rectal compliance. Color Dis. 2013; 15(6): 715–718.

21. Cheeney G, Nguyen M, Valestin J, Rao SS. Topographic and manometric characterization of the recto-anal inhibitory reflex. Neurogastroenterol Motil. 2012; 24(3): e147–e154.

22. Chedid V, Vijayvargiya P, Halawi H, Park SY, Camilleri M. Audit of the diagnosis of rectal evacuation disorders in chronic constipation. Neurogastroenterol Motil. 2019; 31(1): e13510.

23. Parthasarathy G, McMaster J, Feuerhak K, Zinsmeister AR, Bharucha AE. Determinants and clinical impact of pressure drift in manoscan anorectal high resolution manometry system. Neurogastroenterol Motil. 2016; 28(9): 1433–1437.

24. Opazo A, Aguirre E, Saldana E, Fantova MJ, Clave P. Patterns of impaired internal anal sphincter activity in patients with anal fissure. Color Dis. 2013; 15(4): 492–499.

25. Yoshino H, Kayaba H, Hebiguchi T, Morii M, Hebiguchi T, Itoh W, Chihara J, Kato T. Anal ultraslow waves and high anal pressure in childhood: a clinical condition mimicking Hirschsprung disease. J Pediatr Surg. 2007; 42(8): 1422–1428.

26. Yoshino H, Kayaba H, Hebiguchi T, Morii M, Hebiguchi T, Ito W, Chihara J, Kato T. Multiple clinical presentations of anal ultra slow waves and high anal pressure: megacolon, hemorrhoids and constipation. Tohoku J Exp Med. 2007; 211(2): 127–132.